DES
POLYPES DE LA TRACHÉE

SURVENANT

APRÈS CICATRISATION DE LA TRACHÉOTOMIE

ET

NÉCESSITANT UNE NOUVELLE OPÉRATION

PAR

Edmond PETEL,

Docteur en médecine de la Faculté de Paris,
Ancien interne en médecine et en chirurgie des hôpitaux de Paris,
Ancien interne des hôpitaux et lauréat de l'Ecole de médecine de Rouen,
Membre correspondant de la Société anatomique,

AVEC 1 PLANCHE INTERCALÉE DANS LE TEXTE

PARIS

V. ADRIEN DELAHAYE et Cⁱᵉ LIBRAIRES-EDITEURS

PLACE DE L'ÉCOLE-DE-MÉDECINE

1879

DES

POLYPES DE LA TRACHÉE

SURVENANT

APRÈS CICATRISATION DE LA TRACHÉOTOMIE

ET

NÉCESSITANT UNE NOUVELLE OPÉRATION

PAR

Edmond PETEL,

Docteur en médecine de la Faculté de Paris,
Ancien interne en médecine et en chirurgie des hôpitaux de Paris,
Ancien interne des hôpitaux et lauréat de l'Ecole de médecine de Rouen,
Membre correspondant de la Société anatomique,

AVEC 1 PLANCHE INTERCALÉE DANS LE TEXTE

PARIS

V. ADRIEN DELAHAYE et Cⁱᵉ LIBRAIRES-EDITEURS

PLACE DE L'ÉCOLE-DE-MÉDECINE

1879

DES
POLYPES DE LA TRACHÉE

SURVENANT

APRÈS CICATRISATION DE LA TRACHÉOTOMIE

ET

NÉCESSITANT UNE NOUVELLE OPÉRATION

INTRODUCTION

Pendant notre internat à l'hôpital des Enfants-Malades dans le service de notre excellent maître, M. Archambault, nous avons eu l'occasion de pratiquer une trachéotomie pour une affection rare : il s'agissait d'un enfant, opéré du croup quatre mois auparavant, chez lequel survinrent, après guérison de la première opération, de nouveaux accidents qui forcèrent à intervenir une seconde fois. Cette observation peut se résumer ainsi :

Croup opéré guéri. — Polype consécutif de la trachée. — Nouvelle trachéotomie. — Arrachement du polype. — Guérison définitive.

Les faits de cette nature ne sont pas nombreux ; nous vons pensé qu'il y aurait quelque intérêt à les réunir et à résumer les discussions qui ont eu lieu sur ce sujet, soit à la Société de chirurgie, soit à la Société médicale des hôpitaux.

Les observations que nous avons pu rassembler sont au nombre de dix ; la première en date appartient au Dr Gigon, d'Angoulême (1) ; nous en rapprocherons celles de MM. Périer (2) et Archambault (3), car dans ces trois cas il y a eu seconde trachéotomie et guérison définitive.

Wilhem Koch a publié dans les Archives de Langenbeck l'histoire d'un enfant qui subit trois trachéotomies et dut néanmoins conserver une canule à demeure (4).

Dans le fait rapporté par MM. Millard et Hemey (5), il y a eu également guérison, mais après expulsion spontanée du polype par les voies naturelles.

Dans trois cas observés par MM. Calvet (de Castres) (6) Krishaber et Peter (7), Fyechter–Jung (8), la mort est survenue avant qu'on ait pu intervenir.

A ces faits, dans lesquels le polype s'est révélé par des accidents graves, nous en ajouterons deux autres qui n'ont d'intérêt qu'au point de vue anatomo–pathologique ; le polype, étant demeuré latent, ne fut reconnu qu'à l'autopsie ; l'un de ces cas a été publié par M. Bouchut (9) ; l'autre est inédit et nous le devons à la bienveillance de M. le professeur Panas.

(1) Union médicale, 10 mai 1862.
(2) Bulletins et Mémoires de la Société de chirurgie de Paris, 1875, p. 231.
(3) France médicale, 30 août et 3 septembre 1879.
(4) Archiv. f. klin. chirurg., vol. XX, fasc. 3, p. 540, 1876.
(5) Journal de thérapeutique, 10 août 1874.
(6) Gazette des hôpitaux, 28 avril 1874.
(7) Krishaber. Bull. de la Société de chirurgie, 1874, p. 108.
    Peter. Soc. médicale des hôpitaux, 26 décembre 1873.
(8) Revue des sciences médicales, 1878, t. XII, p. 671.
(9) Gaz. des hôp., 24 mars 1874, n° 35.

Dans cette étude nous n'avons en vue que les polypes de
la trachée survenant *après* cicatrisation complète de la
plaie extérieure ; ils rentrent dans l'histoire des accidents
tardifs de la trachéotomie, en même temps qu'ils consti-
tuent une variété nouvelle de rétrécissement de la trachée.

L'attention a d'abord été attirée sur les bourgeons charnus du trajet de la plaie qui peuvent retarder l'ablation de
la canule ; cette complication n'est pas fréquente, aussi
MM. Verneuil (1) et de Saint-Germain (2) ont-ils pu la
mettre en doute et considérer comme des on-dit, plutôt que
comme des faits réels, les opinions admises sur ce sujet
par quelques auteurs. Aujourd'hui l'existence des bourgeons charnus comme cause de retard dans l'ablation de la
canule s'appuie sur des faits bien observés, assez nombreux, publiés par MM. Delore, Rouzier–Joly, Bergeron,
Sanné (3), et qui ont été réunis par le D* Carrié, ancien interne des hôpitaux, dans sa thèse inaugurale (4).

Parmi les auteurs qui se sont occupés de ce sujet, nous
devons également mentionner le travail du D* Wilhem
Koch, analysé dans la Revue des sciences médicales (5).

L'auteur a rassemblé vingt-six observations, la plupart
françaises, sur la production de fongosités et de tumeurs
de la trachée. Ainsi que MM. Sanné et Carrié, il a rappro-
ché et étudié simultanément les végétations de la trachée

(1) Bull. de la Soc. de chirurgie, 1874, p. 112.
(2) Bull. et mém. de la Société de chirurgie, 1875, p. 240.
(3) Gentit. Des causes em êchant l'ablation de la canule après la tra-
    chéotomie. Thèse de Strasbourg, 1868.
  Sanné. Etude sur le croup après la trachéotomie. Th. 1869.
  — Traité de la diphthérie, 1877, p. 609.
(4) Carrié. Contribution à l'étude des causes empêchant l'ablation définitive de la canule après la trachéotomie chez les enfants. Th. de Paris, 1879.
(5) Revue des sciences médicales, 1878, t. II, p. 667.

qui surviennent avant ou après cicatrisation de la plaie d'une trachéotomie

Dans une note publiée par la Gazette des hopitaux (1), M. Fournié, à propos de l'observation du Dʳ Calvet, envisage la question au point de vue de la difficulté qui existe à établir le diagnostic différentiel entre le spasme de la glotte et les polypes trachéaux.

Tout en reconnaissant le rapport qui existe surtout au point de vue anatomo-pathologique, ainsi que nous espérons le démontrer, entre les bourgeons charnus trachéaux se développant *avant* l'ablation de la canule et les polypes de la trachée venant tardivement *après* cicatrisation de la plaie, nous croyons cependant que ces derniers nécessitent une étude spéciale ; ce n'est plus, comme les bourgeons charnus, une complication de la trachéotomie : c'est une nouvelle maladie qui surgit, avec ses caractères particuliers, nécessitant une nouvelle opération et dont [l'étiologie et le diagnostic présentent encore, ainsi que nous le verrons des difficultés ; en effet, on peut se demander :

1° Si le polype est bien un bourgeon charnu, implanté sur la cicatrice (Després, Lefort, Trélat, Panas), ou s'il n'est pas plutôt spontané, c'est-à-dire partant d'un point sain de la muqueuse et par conséquent préexistant à la première opération (Krishaber, de Saint-Germain, Verneuil, Blot, Guyon, Tillaux).

2° Si au moment de la première trachéotomie, on avait bien affaire au croup et non pas déjà plutôt à un polype de la trachée.

3° Enfin, si les accidents pour lesquels on a pratiqué la seconde trachéotomie étaient dus véritablement à un ob-

(1) Gaz. des hôpitaux, 1874, n° 50.

tacle matériel, au volume même du polype, ou s'ils ne devaient pas être expliqués par un spasme de la glotte.

Ces questions, qui ont été soulevées à la Société de chirurgie (1) lors des présentations faites par M. Krishaber et par M. Périer, montrent l'intérêt qui s'attache à ce sujet et nous justifieront de l'avoir étudié isolément.

ANATOMIE PATHOLOGIQUE.

L'anatomie pathologique des polypes de la trachée est intéressante à étudier, car elle donne des notions sur la connaissance desquelles on a voulu s'appuyer pour résoudre cette question : le polype est-il spontané, c'est-à-dire antérieur à la trachéotomie ou consécutif à cette opération ?

Nous aurons à considérer dans ce chapitre l'aspect du polype ; son point d'implantation sur la cicatrice ou sur la muqueuse ; son pédicule ; sa structure, enfin les lésions secondaires que son voisinage peut amener dans la trachée et le larynx.

Pour faire cette étude nous nous appuierons surtout sur quatre observations dans lesquelles il y a eu autopsie ; en effet les cas qui ont été suivis de guérison, tout en établissant l'existence de polypes, n'offrent pas assez de précision.

Aspect. — Les polypes de la trachée se présentent sous la forme de végétations lobulées, muriformes, roses, plus ou moins volumineuses ; tantôt grosses comme un grain de chènevis ou comme un pois.

Ils sont mous, friables ; lorsqu'on a été assez heureux

(1) Bull. de la Soc. de chir., 1874, p. 112.

pour voir ces polypes après l'opération, ils furent arrachés par morceaux (obs. VII et IX) ; une fois le polype s'est détaché spontanément (obs. VI).

Point d'implantation. — Leur implantation se fait toujours sur un point du pourtour de la cicatrice, ou à son centre même (obs. I) : plus souvent le polype se trouve à l'angle supérieur et s'il s'étend à quelque distance de la cicatrice, il s'y rattache toujours par un prolongement.

De cette constance du point d'implantation du polype, nous tirerons deux conclusions importantes :

1° Comment admettre, si le polype est spontané, qu'il s'implante toujours sur la cicatrice ou qu'au moins il s'y rattache par un prolongement ? N'est-ce pas là bien plutôt la marche d'une végétation consécutive ? (Desprès, Lefort, Trélat, Panas.)

2° Il résulte également de ce fait la certitude, pour l'opérateur qui pratique au niveau de la cicatrice la seconde trachéotomie, de tomber sur le polype même (obs. VII) ou très près du polype (obs. IX), quelquefois même la végétation peut être affaissée par la canule et disparaître sans qu'on ait à l'arracher (obs. VIII).

Pédicule. — Dans tous les cas la petite tumeur était supportée par un pédicule très court ; nous reviendrons sur le rôle que peut avoir ce pédicule dans les accès de suffocation. Peut-être ne se forme-t-il que peu à peu sous l'influence d'efforts de toux ou bien, d'après Koch, « par l'inspiration thoracique qui attire les bourgeons charnus, les congestionne, les tuméfie et parfois les pédiculise (1) ». Dans le cas que nous avons observé aux Enfants malades (obs. IX)

(1) Revue des sciences médicales, 1878, t. XI, p. 668.

le polype n'a pu être arraché que plusieurs mois après la seconde trachéotomie ; c'est probablement à la formation tardive d'un pédicule que l'on a dû de l'apercevoir.

Structure. — La structure des végétations polypiformes est celle des bourgeons charnus ; mais elle présente surtout deux points intéressants à étudier : d'un côté la richesse de l'élément vasculaire, et de l'autre la nature de la couche épithéliale qui recouvre la petite tumeur. Si en effet le polype est riche en vaisseaux, semblable à un tissu érectile, on pourrait expliquer par sa turgescence momentanée le accès de suffocation (Féréol).

De même l'existence d'une couche d'épithélium à cils vibratiles pourrait faire penser que la végétation est partie d'un point sain de la muqueuse. Ce serait un argument en faveur de ceux qui admettent que le polype était antérieur à la trachéotomie.

Malheureusement ces détails sur la structure ne permettent pas de résoudre la question.

Dans le cas publié par M. Krishaber l'examen histologique fait par M. Ranvier a fait reconnaître le tissu des bourgeons charnus : « On peut admettre que cette production n'est autre chose qu'un amas de gros bourgeons charnus et semblables à ceux qui se développent autour des sétons, des tubes à drainage ; mais l'examen histologique ne se refuse pas non plus, toujours d'après M. Ranvier, à l'hypothèse d'un polype papillaire revêtu d'épithélium qui sous l'influence de la laryngite traumatique aurait pris les caractères de bourgeons charnus. » (Bull. de la Soc. de chir., 1874, p. 108.)

Cet examen ne permet donc pas de conclure.

Dans l'observation du Dr Fyechter-Jung, il est noté que le polype, *inséré sur le bord de la cicatrice*, est « revêtu par l'épithélium vibratile de voies aériennes. » Ce fait anatomique ne saurait avoir une grande valeur, car si l'on peut admettre avec M. Ranvier que l'épithélium à cils vibratiles soit dans certains cas détruit lorsqu'il préexistait, d'un autre côté il est fréquent de voir un épithélium se propager de proche en proche et recouvrir une surface où il n'existait pas antérieurement. Ne voit-on pas dans la dysentérie chronique les ulcérations consécutives à l'élimination des follicules clos se recouvrir d'épithélium cylindrique cupuliforme (1) qui s'est implanté de proche en proche. Dans les fistules anales, les conduits fistuleux sont tapissés par une muqueuse recouverte d'épithélium stratifié « représentant absolument la structure de la muqueuse anale » (2).

L'existence ou l'absence d'épithélium cylindrique à la surface de la tumeur n'a donc pas à notre avis une grande mportance. Pour admettre un polype spontané, il faudrait constater dans l'épaisseur du polype l'existence de glandes de la muqueuse ; or, dans le cas du Dr Fyechter-Jung, c'est encore la structure des bourgeons charnus que nous retrouvons.

La richesse du réseau vasculaire ne saurait être mise en doute, et l'on peut trouver au centre des polypes des foyers hémorrhagiques. Nous lisons dans l'observation de MM. Millard et Hemey : « Coupé en deux, ce petit corps présentait une coque un peu moins foncée et un centre rouge noir, comme du sang veineux coagulé. L'examen au microscope ne laissait aucun doute ; la coque était fibrineuse, et le centre composé de globules sanguins comprimés et détruits en partie. C'était donc un petit caillot adhérent à la paroi trachéale et formant polype. » Mais comment

(1) Cornil et Ranvier, t. II, p. 829.
(2) Idem, t. II, p. 849.

expliquer qu'un caillot sanguin puisse rester adhérent pendant plusieurs jours malgré les quintes de toux? Ne pourrait-on pas admettre plutôt qu'il s'agissait d'un polype au centre duquel il s'était fait une extravasation sanguine. Le D⁣r Balzer, chef du laboratoire d'histologie de Clamart, nous a montré une préparation dans laquelle un bourgeon charnu de la trachée ressemblait au corps décrit par MM. Millard et Hemey sous le nom de caillot polypiforme : sur quelques-unes des coupes on voyait qu'il s'était produit dans l'intérieur du polype une rupture vasculaire, qui avait donné lieu à la production d'un épanchement sanguin occupant toute l'épaisseur du polype, en sorte que l'on eût pu croire à un véritable caillot sanguin, si l'on n'avait eu pour s'éclairer d'autres coupes faites en un point voisin.

Lésions concomitantes. — Dans le cas cité par M. Bouchut, les parois du larynx et les cordes vocales étaient saines, aussi le polype était-il latent, ce qui peut tenir également à sa petitesse, à son insertion éloignée des cordes vocales.

Au contraire, dans l'observation du D⁣r Fyechter-Jung, il est noté que la muqueuse laryngo-trachéale est d'un rouge intense et recouverte d'abondantes mucosités; au pourtour de la cicatrice, la muqueuse épaissie forme un bourrelet et est parcourue par des vaisseaux dilatés. (Obs. V.)

Je crois qu'il est utile d'insister sur cette tuméfaction de la muqueuse laryngo-trachéale; elle peut permettre d'expliquer la suffocation continue qui nécessite la trachéotomie; en effet, dans l'observation du D⁣r Gigon, dans celle que nous avons recueillie, après quelques accès de suffocation passagers on voit s'établir une gêne continue qu'explique mieux une tuméfaction de la muqueuse, c'est-à-dire un obstacle permanent, qu'un spasme de la glotte.

Pour terminer ce qui a rapport à l'anatomie pathologique, nous décrirons une pièce anatomique qui nous a été donnée par M. le professeur Panas et que nous avons fait figurer dans notre travail ; elle montre l'aspect que peut présenter, à l'intérieur de la trachée, la cicatrice d'une trachéotomie antérieure. Voici dans quelles conditions cette pièce à été recueillie.

OBSERVATION I (inédite).

Trachéotomie ancienne. — Végétations trachéales implantées
sur la cicatrice.

Le nommé B... (Pierre), cordonnier, âgé de 69 ans, entre le 10 février 1879, salle Saint-Julien, service de M. Panas. Cet homme est apporté mourant ; il s'est fait, avec un tranchet, à la région sus-hyoïdienne, une plaie pénétrante et succombe presque immédiatement. On n'a aucun renseignement sur sa santé anté-rieure.

L'autopsie faite par M. Ramonède, interne du service montre que la mort est le résultat de l'asphyxie due à la présence d'un caillot qui recouvrait et oblitérait l'ouverture du larynx.

Extérieurement, il existe sur la ligne médiane du cou, au-dessous du larynx, une cicatrice cutanée déprimée, verticale, adhé-rente profondément à la trachée ; celle-ci étant ouverte par sa face postérieure, on voit sur la muqueuse, en un point correspondant, une cicatrice située au niveau des trois premiers anneaux de la trachée et présentant les caractères suivants : elle commence a 22 millim. au-dessous de la corde vocale inférieure et consiste en une dépression ovalaire, entourée de chaque côté par deux lèvres sail-lantes, surtout à gauche et formant bourrelet ; du fond de cette dépression part une végétation sessile, allongée verticalement et se prolongeant en bas et à droite sur la muqueuse trachéale jus-qu'au niveau du cinquième anneau de la trachée, à 2 centimètres environ au dela de son origine ; cette végétation sur la pièce fraî-est molle, tremblottante, moitié plus volumineuse que celle figurée sur le dessin fait, grandeur naturelle, après séjour de la pièce dans l'alcool.

Plus bas, toujours sur la ligne médiane, au niveau du huitième anneau, existe une autre petite végétation arrondie, grosse comme un grain de chenevis. Le larynx est sain.

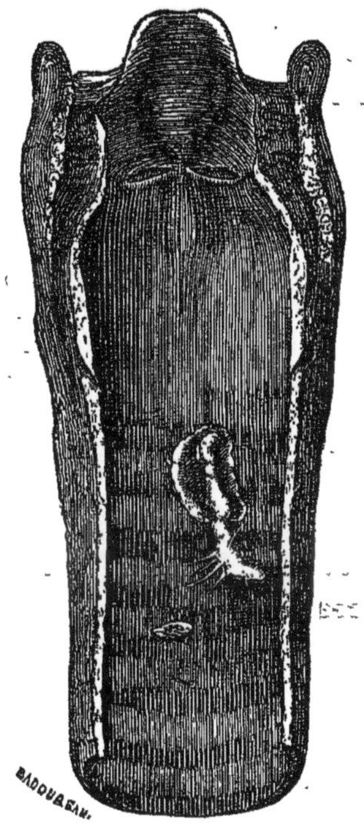

Végétations polypiformes développées à l'intérieur de la trachée, sur la cicatrice d'une ancienne trachéotomie. — (Voir obs. I, p. 16).

Réflexions. — Evidemment cette cicatrice est celle d'une trachéotomie antérieure. Les informations que nous avons prises ne nous ont rien appris. A quelle époque et pour quelle affection la trachéotomie a-t-elle été pratiquée? Cet homme était-il bien portant depuis cette opération? Y a-t-il quelque rapport entre le suicide et la cicatrice végétante de la trachée? Nous n'avons pu recueillir à

Petel.   2 cet égard aucun renseignement précis; nous devons donc penser plutôt que cette végétation de la cicatrice ne donnait lieu à aucun accident.

Quoi qu'il en soit, que la trachéotomie ait été pratiquée pour une cause ou pour une autre, il n'en résulte pas moins de ce fait la preuve que les cicatrices de la muqueuse trachéale peuvent donner lieu à des végétations persistantes siégeant soit au pourtour de la cicatrice, soit à son centre et pouvant s'étendre au delà. Quant à la petite végétation située plus bas, elle s'est probablement développée sur une ulcération déterminée par le frottement du bec de la canule.

Nous rapprocherons cette pièce de celle qui a été décrite par M. Bergeron à la Société médicale des hôpitaux (13 mars 1868). M. Bergeron a constaté, à l'autopsie d'un enfant opéré du croup vingt-deux jours auparavant et chez lequel on n'avait pu enlever la canule, un petit polype trachéal situé environ 1 centimètre au-dessus de l'incision de la trachée et il se fonde sur la distance qui sépare ce polype de l'angle supérieur de la plaie pour admettre qu'il est spontané, primitif, antérieur par conséquent à la trachéotomie. Contrairement à l'assertion du savant médecin de l'hôpital Sainte-Eugénie, nous nous permettrons, dans le cas actuel, de soutenir une opinion contraire; car s'il est vrai que le polype soit éloigné de la plaie trachéale, il n'en est pas distinct et s'y rattache au contraire par un prolongement; nous lisons en effet dans l'observation de M. Bergeron que ce « polype est muni d'un court pédicule de la base duquel part un prolongement qui ressemble à un pli de la muqueuse et vient se confondre avec cette membrane sur le côté gauche de l'incision trachéale. » Comparant ce prolongement à celuiqui existe sur la pièce que nous avons figurée, nous croyons donc que dans le cas publié par M. Bergeron il s'agit plutôt encore d'un polype consécutif. Bien que le fait observé par M. Bergeron ne rentre pas dans notre sujet puisque nous nous sommes borné à étudier des polypes survenant après cicatrisation de la trachéotomie, nous avons cru devoir le signaler, car cette observation est la seule qui soit citée comme exemple de polype primitif (1)

Une autre observation avait été présentée aussi comme un exemple possible de polype primitif de la trachée ; c'est celle de M. Krishaber, qui, après avoir soutenu cette interprétation, a depuis modifié son opinion (voir th. Carrié, p. 24). Nous n'avons donc pas à nous y arrêter.

ETIOLOGIE.

Nous venons de voir, en étudiant les faits que nous avons réunis, que ni l'aspect, ni la structure du polype ne sauraient démontrer qu'il est primitif ; nous croyons au contraire que le point d'insertion est un signe important, qui doit faire considérer le polype comme consécutif.

Les auteurs anciens ne paraissent pas avoir observé les polypes de la trachée et nous n'avons trouvé à ce sujet que des indications vagues. Lieutaud (2) a rencontré dans deux autopsies « un corps polypeux en grappe, à la partie supérieure de la trachée, inséré par un pédicule unique et particulier qui permettait au polype de flotter. »

J. Franck (3) dit que « les auteurs ont écrit que le croup, surtout le chronique, pouvait disparaître et laisser des fausses membranes qui deviennent le siège de polypes, principalement dans la partie inférieure de la trachée. Il existe des exemples de polypes de la trachée qui se sont

(1) Union médicale, 20 nov. 1877.
(2) Cité par Causit. Etude sur les polypes du larynx chez les enfants. Th. de Paris, 1867, p. 2.
(3) Pathologie médicale, trad. Bayle, t. IV, p. 133.

développés à la suite de l'hémoptysie et de vomissements chroniques. Ils présentent les signes qui suivent : 1° respiration extrêmement difficile, voix totalement altérée, à cause du siége profond du mal ; 2° toux sèche, presque continuelle, qui semble arracher la poitrine, comme s'expriment les malades ; 3° crachats quelquefois rejetés au milieu de convulsions ; et 4° douleur dans la poitrine. L'aspect des polypes de la trachée est aplati, cylindrique, présentant comme des grappes, de petits tuyaux et des fibres. »

On a signalé encore les hypertrophies les glandules de la muqueuse qui peuvent dans certains cas être cause de rétrécissement. « Hasse dit à ce sujet qu'à la partie postérieure de la trachée, des glandules hypertrophiées ou leurs groupes agglomérés peuvent atteindre le volume d'un pois et au delà et rétrécir le calibre du tuyau aérien ; la paroi glandulaire dans ces cas est notablement épaissie, d'une couleur rouge brunâtre et intimement adhérente au tissu cellulaire ambiant induré ; leur cavité est élargie et remplie d'un mucus visqueux, et leur conduit excréteur, largement ouvert, est entouré d'une zone rougeâtre ou d'un gris noirâtre (1). » Mais il n'y a aucun rapport entre ces polypes glandulaires, situés sur la paroi postérieure de la trachée, et ceux que nous décrivons.

De même les citations précédentes empruntées à Lieutaud et à Franck ne nous paraissent pas assez précises pour qu'on soit autorisé à conclure de là à l'existence de polypes spontanés de la trachée.

D'après M. Krishaber, on connaît aujourd'hui 59 observations de végétations des voies respiratoires dans l'enfance, mais sur ce nombre il n'existe pas une seule observation de polype exclusivement limité à la trachée avec intégrité du larynx (Union médicale, 1874, n° 24, p. 323).

(1) Lebert. Traité d'anatomie pathologique, t. II, p. 600.

Il semble donc nécessaire, pour qu'il y ait polype de la trachée, qu'il y ait eu trachéotomie antérieure. A ce sujet nous trouvons dans la thèse du Dr Cyr un fait qui peut avoir quelque intérêt au point de vue de la pathologie comparée : « On s'est demandé, dit-il, si l'opération de la trachéotomie si souvent pratiquée chez les enfants ne serait pas une cause de production morbide de ce conduit, soit à cause de la cicatrice, soit par l'irritation produite par le séjour quelquefois très prolongé de la canule. L'enquête à laquelle on s'est livré sur ce sujet n'a pas révélé beaucoup de faits de ce genre. Mais chez les chevaux la chose n'est pas rare. Il arrive plus d'une fois qu'un cheval qui a subi la trachéotomie pour une affection pseudo-membraneuse des voies respiratoires, soit repris de cornage et que ce soit alors pour une tumeur plus ou moins volumineuse de la trachée qu'on lui fasse une seconde opération, qui dès lors a beaucoup de chance pour être suivie du même accident (1). »

A l'appui de cette opinion, le Dr Cyr reproduit dans sa thèse deux exemples de trachéocèles ; mais il n'y a aucune analogie entre les tumeurs circonscrites, localisées comme le sont les végétations polypiformes que nous décrivons et la trachéocèle, observée chez le cheval, et qui est au contraire une tumeur diffuse, contenant dans son épaisseur du tissu cartilagineux et osseux de nouvelle conformation. Cependant il est une lésion que l'on observe chez le cheval trachéotomisé et qui ressemble complètement à celle dont nous nous occupons ; nous voulons parler du développement possible de bourgeons charnus exubérants à l'intérieur de la trachée. Nous ne saurions mieux faire que de reproduire textuellement une note que M. Nocard,

____

(1) Cyr. Anatomie pathologique de rétrécissements de la trachée Th. 1866, p. 22.

professeur de clinique chirurgicale à Alfort, a bien voulu nous remettre sur cette question. Souvent, dit M. Nocard, on constate à l'intérieur de la trachée « une saillie énorme, sous forme de végétations multiples qui bourgeonnent très rapidement des bords de la plaie muqueuse. Ce bourgeonnement exubérant ne se produit pas seulement après que l'on a supprimé la canule ; on peut avoir à lutter contre lui, même dans le cas de trachéotomie permanente, lorsque l'animal doit conserver la canule à demeure. » Ainsi donc la pathologie comparée nous fournit un nouvel argument en faveur des polypes secondaires de la trachée, c'est-à-dire consécutifs à une plaie de ce conduit.

Pour admettre l'opinion que nous soutenons, il reste encore une objection à combattre ; en effet, on s'est appuyé non seulement sur l'anatomie pathologique, mais aussi sur la marche clinique des accidents laryngés pour admettre l'existence d'un polype spontané : dans les cas publiés par MM. Gigon, Bergeron, Krishaber, les petits malades avaient eu antérieurement, à une époque plus ou moins éloignée, des accidents de faux croup et faisant rétrospectivement l'histoire de la maladie. On a été porté à admettre que le polype, existant depuis longtemps, avait été la cause des accès de faux croup, et que, par le fait de la diphthérie intercurrente, il était devenu ou plus volumineux, ou bien moins toléré et que peut-être même il n'y avait pas eu croup. M. Krishaber, qui avait adopté d'abord cette interprétation y a renoncé. Restent donc seulement les deux observations, de MM. Gigon et Bergeron. Certes ces antécédents du côté du larynx ont une certaine importance, mais pour les expliquer on peut, avec le Dr Gigon, admettre simplement une laryngite striduleuse si fréquente à cet âge, sans qu'il soit nécessaire d'invoquer un polype, maladie dont l'existence spontanée n'est pas encore démontrée.

Nous admettrons donc que les polypes de la trachée ont pour cause une trachéotomie antérieure; mais pourquoi cette complication se développe-t-elle seulement dans quelques cas?

On peut se demander si l'âge, le sexe, la diphthérie, la rougeole, la santé générale, la manière dont la trachéotomie a été pratiquée, le séjour plus ou moins prolongé de la canule, l'absence de cautérisations préventives au pourtour de la plaie ont quelque influence sur le développement de l'affection qui nous occupe.

Le petit nombre des faits que nous avons réunis ne nous permet pas de résoudre ces questions et nous ne pouvons faire à ce sujet que des hypothèses.

Age. — La pièce que nous avons recueillie dans le service de M. Panas sur un homme de 69 ans prouve que ces végétations peuvent se rencontrer même à un âge avancé ; si nos autres observations se rapportent à de jeunes enfants, cela tient probablement à ce que l'on a plus souvent l'occasion de pratiquer la trachéotomie à cet âge que chez les adultes ; mais il ne semble pas que la tendance au bourgeonnement soit plus grande chez les enfants; en effet, étant donnée l'analogie qui existe entre la structure de la muqueuse du larynx et celle de la trachée, il n'est peut-être pas inutile de rappeler que les polypes du larynx, quoique fréquents chez les enfants (1), seraient cependant plus communs dans la période moyenne de la vie (2).

Sexe. — De même que pour les polypes du larynx, les végétations de la trachée se développent surtout chez les garçons ; sur dix observations, deux seulement appartiennent à des filles.

(1) Cauzit. Etude sur les polypes du larynx chez les enfants. Thèse, 1867.

(2) Follin et Duplay. Traité élémentaire de pathol. externe, t. V, p. 341.

Influence des maladies. — Une irritation quelconque de la muqueuse trachéale, telle que la diphthérie ou la rougeole, ainsi que l'a montré M. Coyne pour le larynx (1), peuvent favoriser le développement de végétations ; deux fois sur neuf, la rougeole est notée dans nos observations (obs. II et IX).

Scrofule. — Le Dr Gigon admet une prédisposition individuelle, l'influence d'un tempérament mou, lymphatique : « Qui n'a vu, dit-il, certaines plaies, telles que celles de cautères et même de vésicatoires anciens, aboutir quelquefois à des végétations considérables. » Mais la diathèse strumeuse n'est signalée dans aucune de nos observations, et peut-être vaut-il mieux avouer notre ignorance sur ce sujet que de nous payer d'apparences trompeuses ou de circonstances fortuites, comme le dit Isambert à propos des polypes du larynx (2).

Sans parler des *fautes opératoires*, dont l'influence est généralement admise comme cause de ces végétations, peut-être pourrait-on aussi se demander s'il n'y a pas à tenir compte, au moins dans l'apparition des accidents, de la hauteur à laquelle à porté l'incision ; nous avons vu que la végétation polypiforme siégeait surtout au niveau de l'angle supérieur de la plaie ; or plus cet angle sera voisin du larynx, plus il sera à craindre de voir survenir des accès de suffocation ; ainsi sur huit cas suivis d'accidents, deux fois l'opération a consisté dans la crico-trachéotomie (procédé de M. de Saint-Germain (obs. IV et IX).

(1) Coyne. Recherches sur l'anatomie normale de la muqueuse du larynx. Th. 1874.

(2) Isambert. Maladies du larynx. 1877, p. 297.

Dans ces cas, lorsque la section a porté sur le cartilage cricoïde, il en résulte que l'angle supérieur de la plaie, celui où s'insèrent le plus souvent ces végétations polypiformes, n'est éloigné des cordes vocales que d'un centimètre à peine chez les enfants de 4 à 5 ans.

Nos autres observations ne contiennent pas de détails sur le procédé opératoire, qui, ainsi que le fait observer M. de Saint-Germain (1), a son importance et mériterait d'être mentionné.

Quant au *séjour* plus ou moins prolongé de la canule, nous ne saurions dire s'il a réellement quelque influence. Bien que à priori la présence de la canule puisse être regardée comme une cause d'irritation, nous voyons cependant ces végétations survenir même après un séjour très court, de cinq jours (obs. VIII et IX). D'un autre côté, il ne serait pas difficile de citer l'exemple d'enfants, ayant conservé l'instrument pendant un temps beaucoup plus long, sans que pour cela aucune production morbide se soit développée.

SYMPTOMES

Un fait important domine, la symptomatologie des polypes de la trachée ; c'est l'existence d'une trachéotomie antérieure faite à une époque relativement récente. En effet, c'est quelques jours ou même plus d'un mois après l'ablation de la canule que les premiers accidents surviennent ; ordinairement il y a une guérison complète apparente pendant les quelques jours qui suivent la cicatrisation de la plaie ; cependant, dans l'observation du Dr Fyechter-Jung, la guérison fut incomplète, l'inspiration

(1) Soc. de chir., 1873, p. 237.

était restée sifflante ; ce cas sert de transition entre les polypes qui, survenant après cicatrisation, nécessitent une
nouvelle opération et les bourgeons qui mettent obstacle
à l'ablation de la canule.

Comme détail intéressant, je noterai aussi l'existence
de bourgeons charnus, exubérants extérieurement, venant
retarder la cicatrisation de la plaie cutanée et nécessitant
des cautérisations répétées au nitrate d'argent, ainsi que
cela est indiqué dans plusieurs observations. Lorsqu'on
est obligé de réprimer ces bourgeons charnus, on est naturellement portée à se demander, comme le Dr Gigon, ce
qu'il adviendrait si la cicatrice trachéale intérieure donnait naissance à des bourgeons analogues, alors qu'on ne
peut plus les réprimer.

Si l'existence du polype ne tarde pas en général à se
révéler, il peut cependant rester latent, ce qui peut être
attribué dans les deux cas que nous rapportons à la petitesse du polype (obs. II), à son insertion relativement éloignée de l'orifice glottique (obs. I), et à l'absence de laryngite
consécutive ; enfin il faut noter que, dans l'observation de
M. Bouchut, la trachéotomie antérieure ne remontait
encore qu'à six semaines.

Bien que la marche et la durée des accidents soient très
variables et qu'il soit difficile d'établir des périodes dans
les symptômes de cette affection, il est à remarquer cependant qu'avant les deux phénomènes si effrayants du cornage et des accès de suffocation, l'affection n'a pas débuté
brusquement, mais qu'il y a eu une période, courte si l'on
veut, de trois ou quatre jours, pendant laquelle l'attention
aurait dû être attirée par quelques troubles dans la voix ou
dans la toux et même dans le bruit respiratoire.

Nous pensons donc qu'il y a quelque intérêt, ne fut-ce
que pour faciliter l'étude du diagnostic, à établir trois pé-

riodes dans les symptômes des polypes de la trachée, ainsi que cela a été fait pour les rétrécissement de cet organe (1).

Première période. — Les accidents paraissent commencer par un léger *ronflement*, survenant surtout *la nuit*, ou par une gêne de la respiration qui devient *sifflante*, dans le jour, après une contrariété. Mais ces accidents, à leur début, ne sont que temporaires ; il y a des intermittences assez franches. Ordinairement la voix, qui était revenue depuis l'ablation de la canule, reste intacte ; deux fois cependant (obs. VI et IX), il y eut un peu d'enrouement et de raucité de la toux.

Lorsque l'on considère combien sont différents le volume du polype, sa mobilité, il sera facile d'admettre combien les symptômes du début peuvent être variables ; à cette époque, si l'on peut craindre le polype de la trachée, on ne saurait le reconnaître à coup sûr ; un spasme de la glotte ou une laryngite légère assez fréquente chez les opérés du croup, en raison de la susceptibilité du larynx, pourraient donner lieu aux mêmes phénomènes ; l'intermittence des accidents, leur peu de durée, leur disparition spontanée ou sous l'influence d'un traitement approprié, viendront éclairer le diagnostic et faire rejeter l'hypothèse d'un polype.

Deuxième période. — La deuxième période pourrait être appelée période d'état ; l'affection est alors mieux caractérisée, et l'on ne saurait douter de l'existence d'une affection matérielle de la trachée ; sa nature alors est seule

(1) Duret. Arch. gén. de méd., mai et juin 1876

discutable : est-ce un polype ? est-ce un rétrécissement cicatriciel ?

A cette époque, la gêne respiratoire est *permanentc* ; la respiration est légèrement bruyante, sifflante, soit dans l'inspiration, soit dans l'expiration ou dans les deux temps de la respiration. Cette gêne augmente sous l'influence des mouvements, des contrariétés, du froid ; on voit alors la respiration s'accélérer, devenir plus bruyante, le visage se couvre de sueurs ; si l'enfant dort, il se réveille en sursaut. A un degré plus avancé, on observe le ronflement surtout nocturne, le *cornage caractéristique de l'affection*. Si l'on cherche à définir le bruit respiratoire ainsi modifié, on éprouve quelque difficulté ; peut-être, en effet, les bruits perçus ne sont-ils pas toujours les mêmes. En effet, ce bruit respiratoire est désigné différemment dans les observations que nous avons réunies : le mot de cornage est employé par MM. Peter et Krishaber, Perier, Archambault ; le D' Gigon parle d'une respiration très gênée, très striduleuse ; M. Fyechter-Jung signale un bruit sibilant avec un sifflement plus fort par moments ; M. Millard constate des bruits du larynx et de la trachée qui deviennent de plus en plus sonores. Enfin pour M. Calvet, c'est un ronflement assez fort pour que les personnes qui couchaient à côté de l'appartement occupé par l'enfant en fussent incommodées. En voyant ces dénominations, on peut se demander si leurs auteurs ont voulu parler d'un seul et même phénomène.

Si l'on songe aux nombreuses définitions qui ont été données du cornage, de ses formes multiples, il n'y a peut-être pas à s'étonner de ces diverses expressions s'appliquant à une même maladie. Il semble en effet que chacun des observateurs ait constaté une gêne de la respiration ayant ce caractère de sonorité particulière, se rapprochant de la dé-

finition du cornage donnée par M. Krishaber ; « le cornage
terme emprunté à la médecine vétérinaire, est un bruit
respiratoire morbide, très rude, entendu à distance et qui,
à son maximum d'intensité, se rapproche à la fois du bruit
du ronflement du sommeil et du bruit de râlement de l'ago-
nie (1). »

Le bruit respiratoire, avons–nous dit, augmente par moments et devient du cornage ; il est donc intermittent ; il
n'est pas sans intérêt de rechercher pourquoi ces exacerbations surviennent à la suite d'une accélération dans la
marche, d'une contrariété ou pendant le sommeil.

L'influence des deux premières causes est assez facile à
expliquer : tout mouvement s'accompagne de fréquence de
la respiration et amène par conséquent le besoin d'un ap-
pel d'air plus précipité ; la colonne d'air entrant en vibration fait vibrer à son tour la partie saillante de la trachée.
D'après M. Krishaber « le cornage dû à l'existence d'une
tumeur trachéale se produit d'autant plus facilement que
cette tumeur fait saillie sur un point plus circonscrit. La
colonne d'air inspirée et expirée a une prise facile sur cette
saillie mise beaucoup plus aisément en vibration sonore
que lorsque l'air passe sur une surface étendue et unifor-
mément retrécie (2). »

Pour expliquer le cornage survenant après une contrariété, on peut admettre le spasme de la glotte dont l'influence ne saurait être niée et qui pour M. Krishaber semble intervenir dans la majorité des cas ; à tel point que
d'une façon générale le cornage ne tiendrait pas tant au
retrécissement ou aux ulcérations du conduit laryngo-trachéal qu'au spasme de la glotte ; M. Krishaber cite l'exem-

(1) Dict. encyclopédique des sciences méd., art. Cornage.
(2) Dict. encyclopédique. Cornage, p. 453.

ple d'un malade dont les cordes vocales étaient détruites par un épithéliome du larynx et chez lequel le cornage n'existait pas, bien que le retrécissement fût tel qu'on eût pu difficilement passer une plume d'oie le long de la trachée (1).

Le spasme de la glotte est alors le résultat d'une action réflexe partant de la trachée par l'intermédiaire du laryngé inférieur ou du pneumogastrique.

Mais comment expliquer l'influence du sommeil qui ne saurait être mise en doute et qui est relevée dans toutes les observations, si bien que le ronflement ou cornage nocturne est en quelque sorte un signe caractéristique de l'affection qui nous occupe.

« La suffocation de la nuit est-elle due à la position horizontale, ou décubitus dorsal, à la plus grande facilité qu'aurait le polype de venir s'interposer entre les cordes vocales dans ces conditions? C'est ce que je ne voudrais pas affirmer bien que cela fût possible. On sait qu'il y a certaines toux qui se produisent surtout pendant la nuit, ce qui tient à la position étendue, comme l'a très bien observé Graves qui reproduisait à volonté ces troubles dits nocturnes en faisant coucher les malades pendant le jour. Ne peut-on pas admettre d'ailleurs que la cessation de l'influence de la volonté sur les actes de la respiration concourt aux troubles que peut subir cette dernière? Je ne sais encore; c'est là un phénomène analogue sans doute à ce qui se produit dans le cas d'œdème de la glotte, d'abcès rétro-pharyngiens ou d'engorgements amygdaliens quelle qu'en soit leur nature, où le ronflement, la gêne de la respiration minime pendant le jour et dans la station verticale deviennent très accusés pendant le sommeil, où la volonté ne pré-

(1) Dict. encyclopédique. Cornage, p. 454.

side plus aux actes mixtes de la respiration et où le malade est dans la position parfois horizontale (1). »

Nous croyons qu'on peut rapprocher ces accès de ceux que l'on observe dans la laryngite striduleuse et invoquer les théories proposées pour expliquer l'accès nocturne du faux croup.

Faut-il avec Niemeyer admettre une sécrétion visqueuse s'accumulant, se désséchant dans la glotte dont elle agglutine les lèvres, sécrétion qui pendant le jour est éliminée sans cesse et ne produit pas d'accidents? Ce que nous avons observé chez le jeune Garet se rapproche assez de cette hypothèse; il a été soulagé lors de ses premiers accès par des vomitifs; au moment du dernier accès, celui qui a nécessité une seconde trachéotomie, il y a eu expulsion par la plaie d'un peloton muco-purulent.

D'un autre côté, dans les premiers temps il suffisait de réveiller l'enfant pour voir avorter les accès; ce phénomène s'expliquerait mieux par la théorie que proposent MM. Peter et Krishaber. Nous ne saurions mieux faire que de reproduire textuellement leur opinion sur ce sujet :

« Si l'on observe, comme nous l'avons fait maintes fois, un enfant affecté de laryngite striduleuse et dormant dans l'intervalle de ses quintes, on voit l'inspiration devenir graduellement plus lente et plus difficile, l'épigastre se creuser davantage à chaque effort inspirateur, puis bientôt un peu d'agitation inconsciente survenir dans le sommeil, puis enfin le sommeil n'étant plus compatible avec cette respiration laborieuse et insuffisante le malade s'éveille tout à coup, il est alors en proie à un malaise excessif, il s'agite, pleure et fait coup sur coup des respirations sifflantes, pénibles, entrecoupées de quintes de toux aboyante;

(1) Archambault. France médicale, 3 sept. 1879.

c'est là l'accès; il ne survient pas subitement, mais graduellement; il cesse au bout de quelques instants, alors que l'enfant respire plus rapidement, c'est-à-dire *proportionne la fréquence et l'amplitude des mouvements respiratoires à l'étroitesse actuelle de son larynx*, ou, ce qui revient au même, à la diminution de sa prise d'air. L'explication de l'accès de dyspnée nous semble donc se déduire tout naturellement des faits : dans le sommeil la respiration *se ralentit et s'affaiblit*. Ce ralentissement et cet affaiblissement, tolérables à l'état sain, cessent de l'être quand le larynx est retréci par l'inflammation; alors en effet il faudrat que le malade compensât par la fréquence et la puissance de ses efforts respiratoires l'amoindrissement de sa prise d'air; mais nous venons de voir que pendant le sommeil c'est précisément l'inverse qui a lieu, de sorte que le petit malade doit manquer d'air, non seulement parce que son *larynx est rétréci*, mais encore parce qu'il *respire moins souvent* et que ses inspirations sont plus faibles. Il ne tarde pas à éprouver le malaise qui accompagne le manque d'air, puis un commencement d'asphyxie; c'est alors qu'il se réveille en sursaut affamé d'air et en proie au spasme, c'est-à-dire à la révolte tumultueuse des muscles du larynx et de tous les muscles inspirateurs; puis l'accès cesse et le malade restant éveillé, la respiration prend le degré de fréquence et d'énergie nécessaire aux besoins de l'hématose. Si maintenant le malade se rendort, on peut voir la même série de phénomènes spasmodiques survenir à la suite du ralentissement et de l'affaiblissement qui surviennent de nouveau, par le fait du sommeil, dans l'acte respiratoire (1). »

(1) Dict. Dechambre. Art. laryngite striduleuse, par Peter et Krishaber, p. 601.

Enfin Guersant fait intervenir un élément moral, la terreur, qui compliquerait et aggraverait l'accès de dyspnée nocturne (1).

L'auscultation de la trachée pourrait fournir quelques renseignements utiles. D'après M. Krishaber, lorsque le cornage est dû à un spasme de la glotte, « ce bruit se pro- « duit au niveau du larynx et il a lieu dans l'inspiration « beaucoup plus que dans l'expiration. »

Lorsqu'au contraire il y a rétrécissement de la trachée, le maximum du bruit est perçu par l'auscultation de la trachée au niveau même du rétrécissement ; ce fait a été constaté par M. Périer sur son petit malade (obs. VIII).

Enfin, il faut tenir compte de la sensation de corps étranger qui monte et descend, sensation si nettement indiquée par notre malade (obs. IX).

L'examen laryngoscopique pourrait encore être utile, surtout chez l'adulte. Outre les difficultés que l'on rencontre à pratiquer cet examen chez l'enfant, il n'est pas sans danger, car il peut provoquer un spasme mortel ; aussi M. Krishaber recommande de ne pas se servir du laryngoscope sans avoir tout préparé pour ouvrir la trachée s'il devenait nécessaire de le faire.

Au milieu de cet ensemble de symptômes graves, la sante générale ne souffre pas ; notre petit malade conservait sa gaieté habituelle.

Nous ferons aussi remarquer que malgré le cornage qui indique une gêne respiratoire prononcée, il n'y a pas de tirage : ni dépression épigastrique, ni dépression sous ou sus-claviculaire, ainsi que nous avons pu nous en assurer nous-mêmes en examinant la poitrine de Garet pendant son sommeil et en dehors des accès de suffocation.

(1) Dict. encyclop., p. 599.

Petel.   3

Troisième période. — Ces exacerbations qui surviennent lors d'une émotion ou du sommeil ne sont que le prélude d'accès de suffocation plus graves ; ce sont de *petits accès* que l'on pourrait opposer aux *grands accès* dont l'apparition constitue la troisième période ou terminale ; nous avons déjà dit combien cette division était artificielle : cependant l'accès de suffocation étant l'accident le plus grave, celui qui doit engager à intervenir, puisqu'il peut être mortel, nous croyons qu'il est utile d'insister sur les caractères qu'il présente.

Les accès de suffocation semblent présenter deux formes différentes. Dans un premier groupe de faits (obs. III, IV, V), la suffocation survient brusquement et atteint immédiatement son degré le plus élevé au point d'amener la mort si rapidement qu'elle paraît subite en quelque sorte et que l'on n'a pas le temps d'intervenir ; c'est ainsi que nous lisons dans l'observation de M. Krishaber que l'enfant meurt sous les yeux des médecins restés à distance.

Le spasme de la glotte explique bien cette forme rapide et mortelle ; dans ces cas l'accès débute après une contrariété, une excitation quelconque, pendant le jeu (obs. V) ; il n'est pas nécessaire que le polype soit volumineux, ni que son pédicule soit assez long pour qu'il vienne au contact de la glotte. Dans la discussion qui suivit la présentation de M. Krishaber à la Société de chirurgie « M. Trélat a rappelé que lorsqu'il faisait des recherches sur les rétrécissements de la trachée, il constata que la plupart des malades mouraient non par occlusion complète du conduit aérien, mais à la suite des spasmes déterminés par un accès de colère ou une émotion subite. Dans ces cas le spasme de la glotte joue le rôle principal ; c'est ainsi, comme l'a fait remarquer M. Guyon, que de petits corps étrangers deviennent parfois plus dangereux que d'autres plus volumineux (1). »

Dans les autres cas, au contraire, l'asphyxie est lente et progressive, aussi a-t-on le temps d'intervenir (obs. VII, VIII, IX). Chez l'enfant que nous avons observé, la suffocation commence vers 9 heures du soir, persiste malgré les révulsifs, elle va en augmentant, il y a tirage et ce n'est qu'à 3 heures du matin que la trachéotomie est pratiquée comme dernière ressource. Une contraction spasmodique de la glotte peut-elle persister aussi longtemps ? Il semble dans ces cas qu'une occlusion mécanique, autre que le spasme, expliquerait mieux la persistance de l'accès.

Cette occlusion pourrait tenir à deux causes : 1° soit à l'oblitération de la trachée par le polype devenu turgescent ou à celle de la glotte par le polype violemment projeté au moment d'un effort d'expiration entre les lèvres de la glotte qui l'ont retenu dans cette nouvelle position. En effet, c'est au moment d'un effort pour crier que la voix a manqué au petit malade du D\u1d63 Gigon ; 2° soit encore à une tuméfaction, à un état œdémateux de la glotte succédant à un spasme prolongé (de Saint-Germain).

Mais ce sont là des hypothèses que nous ne saurions appuyer sur aucun fait ; nous avons cru cependant qu'il était utile de faire ressortir la distinction qui existe entre ces deux modes d'asphyxie lente et brusque.

Lorsque la maladie est arrivée à cette période de gravité, il faut intervenir de toute nécessité ; il n'est même pas prudent d'attendre jusque-là, car le premier accès peut être mortel (obs. III) ; en général l'accès qui a provoqué la mort ou nécessité une intervention immédiate a été précedé de quelques accès analogues. On ne saurait compter

(1) M illard Journal de thérapeutique, 10 août 1874, p. 567.

non plus sur l'expulsion spontanée du polype par les voies naturelles ainsi que l'ont observée MM. Millard et Hemey; c'est là une exception heureuse qui ne doit pas faire oublier que sur huit cas de polypes donnant lieu à des accidents, trois fois la mort est survenue avant qu'on ait pu intervenir. On sera donc autorisé, surtout si on ne peut surveiller de près son malade, à insister pour faire l'opération même avant qu'aucun accès n'ait révélé le danger qu'il pourrait y avoir à attendre.

DIAGNOSTIC.

Une trachéotomie antérieure suivie de guérison apparente, avec retour de la voix, *ne remontant pas à deux mois* et dont la cicatrisation a été ralentie par une tendance au bourgeonnement de la cicatrice extérieure, telles sont les conditions dans lesquelles survient la complication que nous étudions.

Cependant il ne faut pas se hâter de diagnostiquer un polype de la trachée lorsque l'on voit survenir quelques troubles du côté de la respiration, de la voix ou de la toux. La muqueuse laryngo-trachéale, après la trachéotomie, paraît conserver une certaine susceptibilité et donner lieu assez facilement à des accidents de laryngite ou de spasme de la glotte. M. Sanné cite (1) le cas d'une petite fille de 2 ans et demi qui « ne pouvait contracter un rhume, même un an après la trachéotomie, sans être exposée à des accès de suffocation. »

Il parle aussi d'une petite fille de 6 ans « qui fut sujette « pendant les deux années qui suivirent le croup à des « accès de suffocation revenant chaque hiver. Durant les

(1) Traité de la diphthérie, p. 608.

intervalles la voix était claire, il semblait que la trachée fût rétrécie et que la plus légère tuméfaction de la
muqueuse suffit à rendre son calibre trop étroit. »

· Alors que notre attention était attirée sur ce sujet par la
présence du jeune Garet dans le service de M. Archambault, nous avons eu aussi l'occasion de voir un fait analogue à ceux dont parle M. Sanné ; il s'agissait d'une petite
fille de 4 ans et demi, opérée du croup et guérie depuis une
quinzaine de jours et qui fut prise alors d'un peu d'enrouement et d'un léger ronflement nocturne, sans paralysie du
voile du palais, assez inquétant, car il persista après le retour de la voix. Nous avons appris depuis que tous ces accidents avaient disparu au bout de peu de temps.

En voyant survenir un ronflement nocturne chez un
enfant guéri de la diphthérie on peut être tenté de rapporter
le phénomène à une paralysie incomplète du voile du
palais, et peut-être même de penser à la paralysie de la
glotte, s'il y a de la dyspnée. Mais ainsi que le montre
M. Binet en s'appuyant sur quelques faîts cliniques et sur
des expériences faites sur les lapins, « ce n'est point la
paralysie glottique qui peut produire le cornage et partant
la dyspnée » (1). Il semble en effet que dans les cas de paralysie véritable avec flaccidité des cordes vocales la glotte
reste largement ouverte.

D'après M. Empis, pour éviter de confondre le ronflement dû au voile du palais, et que l'on observe dans certaines affections gutturales, avec les bruits pathologiques
du larynx ou de la trachée, « il suffit de pincer le nez du
malade de manière à fermer complètement les narines
pour un moment ; à l'instant même le bruit de ronflement
dont nous parlons cessera dès que le passage de l'air par

(1) Binet. Du cornage broncho-trachéal. Th. 1875, p. 85.

les fosses nasales sera intercepté, ce qui n'a pas lieu lorsqu'il s'agit du cornage broncho-trachial » (1).

Mais on peut aussi observer des accidents plus graves, de véritables accès de spasme de la glotte, se révélant pendant plusieurs jours de suite, et assez intenses pour faire craindre la nécessité d'une nouvelle opération, sans qu'il y ait pour cela en réalité aucun polype de la trachée.

Une observation intéressante à ce sujet a été présentée à la Société clinique par M. Josias, interne des hôpitaux (2).

Voici cette observation résumée .

Œdème de la glotte consécutif à un adéno-phlegmon du cou chez un enfant de 16 mois. — Trachéotomie. — Guérison. — Spasme consécutif de la glotte guéri par le bromure de potassium et la teinture de valériane.

F... (Paul), âgé de 16 mois, dont la dentition se fait lentement, présente à la région sus-hyoïdienne sur la ligne médiane, un adéno-phlegmon suppuré du cou, qui est ouvert le 25 avril 1879 ; dès le lendemain, apparition d'accidents laryngés qui vont en augment et qui sont rattachés par MM. Constantin Paul et Josias père à un œdème inflammatoire de la glotte : toux fréquente, rauque ; inspiration gênée, sifflante ; cependant la voix est conservée.

Le 29 avril, l'enfant qui avait eu la veille quelques accès de suffocation, est pris d'un accès prolongé, suivi d'asphyxie et de menace de mort ; et nécessitant la trachéotomie qui fut pratiquée comme dernière ressource ; on dut même pratiquer la respiration artificielle pour ranimer l'enfant.

Après quelques complications (emphysème sous-cutané au niveau de la plaie ; bronchite capillaire, diarrhée) ; l'état de l'enfant s'améliora.

(1) Empis. Du cornage broncho-trachéal chez l'homme. Union médicale, 1862, t. XIII, p. 36.

(2) France médicale, 24 sept. 1879.

7 mai. La canule est enlevée définitivement après avoir cautérisé les bourgeons charnus de la plaie avec le nitrate d'argent.

Le 11. Cicatrisation complète de la plaie cutanée. L'enfant était considéré comme guéri, lorsque environ vingt jours plus tard, « de nouveaux accidents se produisirent du côté du larynx, caractérisés par des spasmes se répétant plusieurs fois dans la journée et la nuit et persistant durant plusieurs instants. Le bromure de potassium administré à la dose de 50 centigrammes d'abord, puis de 2 grammes, ne parvint pas à faire cesser les spasmes. Bien plus, ces derniers augmentèrent de fréquence et d'intensité à tel point que les personnes qui entouraient l'enfant étaient très effrayées et craignaient une terminaison funeste. Les accès de suffocation multiples avaient en effet très affaibli l'enfant, dont la toux fréquente était rauque et la voix altérée dans son timbre. Lorsque le petit malade respirait, l'inspiration était bruyante et ressemblait assez au cornage qui caractérise les retrécissements de la trachée chez les individus trachéotomisés. Le Dr Millard, appelé en consultation, confirma le diagnostic spasme de la glotte et écarta l'idée d'un rétrécissement de la trachée. Le traitement institué consista en bromure de potassium et en lavements avec la teinture de valériane ; on convint qu'il faudrait recourir de nouveau à la trachéotomie si la vie était menacée.

« Les spasmes durèrent encore une quinzaine de jours, tout en diminuant progressivement d'intensité et de durée. Aujourd'hui, 24 juillet, c'est-à-dire depuis deux mois, l'enfant est en parfaite santé. »

Dans ce cas l'intermittence bien franche des acciden s pendant le jour, l'effet d'un traitement approprié permirent de porter un pronostic favorable. Peut-être aussi faut-il tenir compte de l'âge de l'enfant. Dans l'observation que nous venons de résumer il s'agit d'un enfant de 16 mois seulement, et l'on sait en effet que le spasme de la glotte est plus fréquent et plus redoutable surtout chez les tout jeunes enfants (1).

(1) Hérard. Spasme de la glotte. Th. 1847 p. 70.

Mais lorsque ces accidents persistent, qu'il n'y a pas de remission complète, surtout lorsqu'on constate du cornage, l'existence d'une lésion matérielle de la trachée devient certaine. Nous n'avons pas l'intention de passer en revue les causes nombreuses de cornage, nous avons voulu étudier seulement une variété de ces causes, encore peu connue puisqu'elle ne figure dans aucun ouvrage traitant des rétrécissements de la trachée.

Il ne faut pas oublier que dans les cas que nous avons réunis, la trachéotomie a été pratiquée pour une affection diphthérique ou franchement inflammatoire qui une fois guérie n'a pas laissé par elle-même de traces du côté de la trachée ou du larynx puisque la canule a pu être enlevée pendant quelques jours et que la voix était revenue. Mais si la trachéotomie avait été pratiquée pour une cause autre que le croup, par exemple pour une affection ulcéreuse du larynx, syphilitique, tuberculeuse ou typhique, il pourrait se faire que le malade, après avoir passé un certain temps sans canule, fût obligé de subir une nouvelle trachéotomie sans que la cicatrice de la première opération fût en cause. Lorsque nous avions l'honneur d'être l'interne de M. Tillaux, nous avons observé à l'hôpital Lariboisière un malade tuberculeux qui avait été opéré antérieurement à Brest pour des accidents de laryngite chronique tuberculeuse et chez lequel M. Tillaux dut pratiquer une seconde fois la trachéotomie. Chez ce malade, la voix, depuis la première opération, était restée enrouée, très altérée et il était naturel d'expliquer les nouveaux accidents par une affection diathésique.

Nous laisserons ces affections de côté, puisque les observations qui servent de base à notre travail ne s'appliquent qu'à des lésions inflammatoires et temporaires des voies

aériennes (croup, laryngite striduleuse, œdème inflammatoire).

Dans ces cas, le diagnostic du cornage se réduit à quelques hypothèses. Est-ce un rétrécissement cicatriciel ?
Est-ce un polype ? Est-ce un œdème de la glotte ? Ce sont
là, croyons-nous, les seules questions à résoudre. C'est
du moins à déterminer ces trois points du diagnostic que
se sont appliqués les différents observateurs.

Nous nous bornerons donc à faire le diagnostic différentiel avec le rétrécissement cicatriciel de la trachée et
l'œdème de la glotte.

M. Périer rejette ainsi l'hypothèse d'un rétrécissement :
« Les rétractions cicatricielles ne se font pas d'habitude
aussi rapidement, l'incision avait été faite exactement sur
la ligne médiane, la canule n'avait pas séjourné plus de
cinq jours, il n'y avait eu aucun travail ulcératif apparent,
en un mot la plaie s'était trouvée dans les conditions ordinaires. Autour de la trachée tous les tissus étaient souples,
il n'y avait aucun indice d'une compression du dehors en
dedans. » (Obs. VIII.)

Telles sont les raisons que donne M. Périer pour admettre, dans le cas qu'il a observé, un bourgeon charnu
sessile plutôt qu'un rétrécissement.

M. de Saint-Germain, chargé d'un rapport sur la note de
M. Périer, fit des réserves au sujet de ces conclusions.
Comment admettre qu'on n'ait pas vu, après la seconde
opération, les bourgeons charnus, nés de la cicatrice,
lorsqu'ils avaient pu déterminer des accidents si graves ?

Nous pensons que la pièce figurée page 17 peut venir à
l'appui du diagnostic de M. Périer et nous croyons avec
lui que s'il n'a pas constaté de bourgeons charnus, c'est
que la canule en a affaissé les deux moitiés qui ont disparu
par le fait des cautérisations. En effet, la pièce dont nous

parlons montre qu'autour de la cicatrice il peut se développer une véritable collerette saillante à l'intérieur de la
trachée ; dans un cas pareil, après la trachéotomie, l'in-
trodution de la canule aurait eu pour résultat naturel d'af-
baisser les deux lèvres saillantes de chaque côté de la plaie,
lèvres qui auraient disparu à la suite de cautérisations sans
qu'on ait pu reconnaître leur existence d'une façon pré-
cise.

Pourrait-on confondre avec un œdème de la glotte ou
œdème des replis arythéno-épiglottiques? Nous ne le
croyons pas. Le bruit qui se produit dans cette affection
est très rauque et n'a pas le caractère de sonorité particulière qui est propre au cornage glottique (1). D'ailleurs il semble que cette erreur ne soit guère possible ; en
lisant les observations que nous avons réunies, on voit que
si le diagnostic de l'œdème de la glotte a été posé un
instant, il n'a pas tardé à être rejeté.

Nous croyons donc être dans le vrai en disant que l'apparition des accidents que nous avons décrits doit surtout
faire naître deux hypothèses, soit l'existence d'un rétrécissement cicatriciel de la trachée, soit plutôt celle de polypes
implantés sur la cicatrice, tout en réservant la question
lorsque la première trachéotomie a été nécessitée par des
affections ulcéreuses du larynx. Dans ce cas, en effet, la
rétraction cicatricielle des ulcérations du larynx, où les
productions polypeuses développées sur ces mêmes ulcérations pourraient être le point de départ des accidents
qu'on ne saurait rattacher à la cicatrice de l'opération
avec autant de certitude que lorsque la première trachéotomie a été faite pour le croup.

(1) Dict. ency. Cornage, p. 456.

TRAITEMENT.

Le traitement de polypes de la trachée peut être préventif, palliatif ou curatif.

Bien que nous ne sachions presque rien des conditions qui favorisent le développement de ces polypes, il sera utile de surveiller tout particulièrement les enfants opérés de la trachéotomie, chez lesquels il y a tendance au bourgeonnement de la plaie extérieure. Il sera bon de ne jamais ôter définitivement la canule avant d'avoir cautérisé à plusieurs reprises avec le nitrate d'argent tout le trajet de la plaie et même la muqueuse trachéale (Bergeron, Millard, Peter, Périer).

On ne devra jamais enlever la canule définitivement sans s'être assuré et à plusieurs reprises que la respiration se fait bien, même après occlusion complète de la plaie cutanée obtenue provisoirement avec un morceau de taffetas.

Nous pensons également qu'il vaut mieux laisser en place une canule un peu grosse que l'on retirera d'abord quelques heures, puis ensuite définitivement, plutôt que d'en mettre une progressivement plus petite dans l'espoir d'habituer plus facilement le malade à s'en passer.

Lorsqu'après cicatrisation de la plaie on voit survenir quelques troubles légers tels que toux, ronflement nocturne, on devra penser à un spasme de la glotte et donner à l'enfant des antispamodiques (bromure de potassium, teinture de valériane).

Qui sait si, en modérant cette irritabilité de la muqueuse on ne favorisera pas la disposition d'une production polypiforme ayant de la tendance à se développer ? On peut admettre en effet que si les accès de spasme, de toux, sont

— 44 —

provoqués par quelque végétation, ces accès agissant à leur
tour comme cause entretiennent l'inflammation de la muqueuse et favorisent le développement, l'allongement de la
tumeur.

Enfin on ne devra pas attendre trop longtèmps pour pratiquer la trachéotomie, dans la crainte d'arriver trop tard.
Néanmoins nous rappellerons le principe posé par M. Archambault : « Il n'est jamais trop tard pour opérer quand
il n'y a pas positivement mort (1). »

Il est à remarquer combien l'opération est innocente
lorsqu'il n'y a pas de cause générale, comme là diphthérie par
exemple, capable d'amener des complications pulmonairès.

La trachéotomie sera toujours utile ; non seulement elle
écarte le danger de mort qui peut résulter d'un accès de
spasme de la glotte, mais encore elle peut, elle doit permettre d'obtenir une guérison définitive. L'observation du
Dr Wilhèm Koch semble être une contradition à cette manière de voir ; mais je ferai remarquer que cet insuccès
peut être attribué à ce que la canule a été retirée trop tôt,
dès le lendemain même de l'arrachement des végétations,
et il n'est pas étonnant qu'elles se soient reproduites.

Nous avons vu que les polypes s'insèrent toujours au
pourtour de l'ancienne cicatrice, et que, par conséquent,
en pratiquant la nouvelle incision au centre même de la
cicatrice, on devra rencontrer le polype, cause des accidents.

Comment devra-t-on pratiquer cette opération? M. Bessette (obs. VII) a fait une incision commençant un peu au-
dessus et en dedans de la cicatrice, pour pouvoir arriver
plus facilement sur la cause du rétrécissement trachéal.
M. Périer a opéré sur la cicatrice même et s'en est bien

(1) Union médicale, 1854, p. 336.

trouvé ; ce procédé a l'avantage de ne laisser qu'une cicatrice. Nous admettons seulement qu'il est utile de faire
une incision un peu longue, de manière à dépasser en haut
et en bas la limite de la cicatrice. Si nous eussions agi ainsi
lors de l'opération que nous avons pratiquée sur le jeune
Garet, peut-être le polype eût-il pu être découvert et arraché beaucoup plus tôt. Aussi, nous approuvons complètement les conclusions de M. Périer :

« L'opération étant décidée, on pratiquera l'incision sur
la cicatrice ; on ne traverse ainsi qu'une seule couche de
tissus, et cette couche est peu vasculaire. Si l'incision est
insuffisante, rien de plus facile que de l'agrandir, soit par
en haut, soit par en bas, à l'aide d'un bistouri boutonné.

« Si l'on reconnaît l'existence de végétations polypiformes, on les enlèvera séance tenante ou un peu plus tard,
suivant l'état du malade au moment de l'opération. Leur
ablation permettra de supprimer la canule de bonne heure,
peut-être même de se passer de son application.

« Si l'obstacle à la respiration est dû à un bourgeonnement sessile de la plaie, et qu'on puisse le voir et l'exciser,
on pourra se comporter comme dans le cas précédent. Si,
ce qui est le plus probable, on ne peut rien voir, il sera indiqué d'employer une canule à soupape d'un diamètre suffisant pour comprimer les bourgeons jusqu'à disparition
probable de ceux-ci, disparition qui sera hâtée par des
cautérisations pratiquées de bonne heure. »

L'emploi d'une canule à soupape, c'est-à-dire à trois ouvertures, a plusieurs avantages ; d'abord, elle prévient le
rétrécissement de la glotte, qui peut avoir de la tendance
à se produire avec une canule ordinaire. Que se passe-t-il,
en effet, dans ce cas ?

« Il y a entrée et sortie de l'air par l'ouverture anormale ;
l'air pouvant traverser cette ouverture, la colonne qui passe

par la glotte est moins considérable; cette ouverture se rétrécit donc comme le bout d'une artère qui vient après un anévrysme, comme la portion de l'urèthre qui est devant une fistule de ce canal. Un bon nombre de faits prouvent que le larynx est soumis à cette grande loi, qui veut que les diamètres de tout conduit de l'économie soient en rapport avec la quantité des modificateurs qui les parcourent (1). »

De plus, la canule à soupape permet, jusqu'à un certain point, de faire le diagnostic du siège de l'obstacle.

« Si, en effet, sur un enfant ou sur un adulte trachéotomisé et muni de la canule à trois orifices, laryngé, antérieur et trachéal, la respiration a lieu librement, l'orifice antérieur étant bouché, et si la canule enlevée il se produit chez le malade de la dyspnée, on doit nécessairement conclure à un obstacle trachéal et non laryngé qui, déprimé par la canule en place, laisse à l'air un libre accès, et lui fait, au contraire, obstacle dès qu'il a repris sa position.

« Si, au contraire, l'orifice antérieur étant bouché, la respiration ne peut s'établir par les orifices trachéal et laryngé, l'obstacle siège évidemment dans le larynx (2), » si toutefois, pourrait-on ajouter, l'orifice laryngé ou supérieur de la canule répond bien au calibre de la trachée : c'est encore là un point qui a été mis en relief par l'observation de M. Périer, qui, voyant persister chez son petit malade, après occlusion de l'orifice externe de la canule, des troubles de la respiration, eut l'idée de les attribuer à une disposition vicieuse de l'ouverture supérieure de la canule de Broca. En effet, après avoir fait agrandir cet orifice, l'enfant put respirer librement avec la canule, dont l'orifice antérieur restait complètement fermé.

(1) Vidal de Cassis, cité par Gentit. Th. de Strasbourg, 1868, p. 19.
(2) Krishaber. Bull. de la Soc. de chir., 1874, p. 111.

Dans le cas publié par M. Gigon, l'inspection seule a suffi pour faire reconnaître l'existence du polype, qui s'insérait à l'angle supérieur de la plaie. L'anatomie pathologique nous a montré que ces polypes s'insèrent toujours au pourtour de la cicatrice, par conséquent sur la face antérieure de la trachée ; on devra donc tenir pour suspectes les végétations de la paroi postérieure. Dans sa thèse, le Dr Carrié décrit une nouvelle variété de rétrécissement, observée une fois par M. le professeur Guyon, et qu'il est utile de connaître, pour ne pas commettre une erreur qui pourrait avoir des conséquences graves. Il s'agissait d'une saillie rougeâtre de la paroi postérieure de la trachée, ressemblant à des végétations charnues, et qui n'était autre qu'une hernie de la paroi postérieure de la trachée, favorisée par l'écartement des anneaux cartilagineux résultant de l'introduction de la canule. On comprend facilement les dangers qui résulteraient des tentatives d'extraction ou de cautérisation d'un pareil polype.

Si, au contraire, on ne constate pas le polype à l'inspection directe, on pourra s'aider d'un miroir du diamètre de la canule et introduit par la plaie, ainsi que l'a fait M. Périer.

Enfin, on aura recours au laryngoscope, qui peut être employé sans danger, puisque l'enfant étant déjà opéré et portant une canule, on n'a plus à craindre les dangers d'un spasme de la glotte.

OBSERVATION II.

Croup opéré guéri. — Végétation polypiforme de la trachée,
non suivie d'accidents. — Autopsie.
(Par M. Bouchut. Gaz. des hôpitaux, 24 mars 1874.)

.... Toutefois ces végétations polypiformes de la trachée peuvent
exister sans produire de gêne respiratoire ni d'accident grave. J'en
ai vu récemment la preuve.

Ainsi l'an dernier, j'ai eu dans mon service une petite fille ame-
née pour une rougeole compliquée de broncho-pneumonie qui fut
assez grave pour entraîner la mort. Elle avait été guérie du croup
par la trachéotomie ; je fis son autopsie, et je trouvai dans la trachée, non rétrécie au niveau de l'incision, à la partie inférieure de
la cicatrice, une végétation conjonctive, flottante, pédiculée, rose,
mollasse, du volume d'un grain de chènevis environ. Les parois du
larynx et des cordes vocales étaient saines.

OBSERVATION III.

Mort subite plusieurs mois après l'opération de la trachéotomie.
(Par le Dr Calvet, de Castres. Gaz. des hôpitaux, 28 août 1874).

Le 27 février 1869, je pratiquai la trachéotomie sur une petite
fille de 8 ans, qui avait joui jusque-là d'une parfaite santé. Il s'agissait d'un cas de croup arrivé à la période asphyxique.

L'opération fut rapidement exécutée sans l'emploi du dilatateur,
que je considère comme inutile, et que j'ai toujours supprimé dans
32 opérations, que j'ai pratiquées sans accident, en introduisant
rapidement la canule sitôt que la trachée est ouverte.

Après de nombreuses péripéties et de grandes craintes pour la
vie de l'enfant, qui expulsa pendant plusieurs jours des débris de
fausses membranes, je pus enlever la canule le huitième jour de
l'opération ; l'enfant respirait bien par la bouche. Six jours après,
la plaie du cou était recouverte d'une croûte qui empêchait l'air de
passer ; la voix cependant était encore éteinte. Quelques jours
après tout était rentré dans l'ordre, l'enfant reprenait ses jeux et
revenait à l'école. Un mois après la guérison complète, la petite
fille fut prise pendant son sommeil d'un ronflement qui fit des progrès quotidiens et devient tellement fort que les personnes qui
couchaient à côté de l'appartement occupé par l'enfant en étaient in-

commodées. Je voulus à diverses reprises la voir dormir, pensant que la mère s'exagérait l'état de sa fille. Je fus étonné et épouvanté, ne pouvant m'expliquer cet état que par la production de quelque excroissance dans la trachée, soit au niveau de la cicatrice, soit dans une autre portion de son étendue. Peu à peu la respiration, qui était restée libre dans le jour, devint difficile ; elle finit par devenir sifflante. L'état général ne paraissait pas se ressentir de cette gêne ; le pouls ne présentait pas plus de fréquence. Toutefois, du malaise et des sueurs se manifestèrent vers la fin pendant le sommeil ; puis une nuit, vers deux heures du matin, sans que rien pût faire prévoir ce qui allait survenir, l'enfant s'éveilla en sursaut, appela son père en se levant sur son lit comme très effrayée : elle retomba morte sur sa couche ; j'arrivai un instant après et je ne pus que constater cette triste terminaison. Malgré mon désir, je ne pus pas pratiquer l'autopsie.

OBSERVATION IV.

Mort subite chez un enfant opéré de la trachéotomie depuis trois mois. Autopsie. Végétations de la trachée.

(Par M. Krishaber. Union médicale et Bull. de la Soc. de chirurgie.)

Un enfant de 32 mois, d'une santé parfaite depuis sa naissance, fut pris, dans les premiers jours de septembre de l'année dernière, d'une toux rauque qui persista sans donner lieu à de grands accès. La respiration était normale. Trois semaines après, l'enfant eut de la fièvre, la toux prit le caractère croupal ; il survint de la gêne respiratoire, presque de la dyspnée. Le père, qui est médecin, donna un vomitif. L'enfant se calma.

Le lendemain l'enfant respirait normalement, mais le soir du même jour, M. Krishaber, appelé auprès du petit malade, constata que les inspirations devenaient de plus en plus difficiles, qu'elles étaient dures et bruyantes. On supposa une inflammation croupale ; MM. Peter et de Saint-Germain, appelés en consultation, partagèrent l'avis de M. Krishaber sur l'opportunité de la trachéotomie. Cette opération fut pratiquée séance tenante ; elle amena un soulagement immédiat. On ne constata pas de fausses membranes. (*Union médicale*, 1874, p. 322.)

La fin de l'observation est empruntée au rapport de

M. de Saint-Germain (Bull. de la Soc. de chirurgie, 1874, p. 108).

..... L'enfant n'a point de fièvre et se remet au bout de peu de jours. Un incident se produit pourtant : il est impossible à l'enfant de se passer de sa canule et ce n'est qu'après un certain nombre de tâtonnements et surtout après l'usage un peu prolongé de la canule de Broca que l'on laisse l'enfant livré à lui-même.

Suit alors une série d'alternatives fort importantes entre la respiration calme et une dyspnée presque complète et surtout un contraste frappant entre les journées qui sont relativement calmes et et les nuits qui ne se passent jamais sans un cornage très accentué, des réveils en sursaut avec dyspnée et tirage prononcé.

Nous sommes arrivés au cinquante-sixième jour de l'opération ; depuis cette époque jusqu'au quatre-vingt-huitième jour, une accalmie survient et les troubles cessent brusquement.

Le 19 décembre, quatre-vingt-huitième jour de l'opération, le calme cesse à son tour et l'intermittence entre le repos et l'agitation devient nulle. La moindre émotion donne lieu à des craintes d'asphyxie imminente et bien que la voix conserve toute sa pureté, bien que le petit malade joue avec son entrain habituel, la respiration reste constamment difficile.

M. Krishaber est mandé le 22 décembre ; il se rend auprès du petit malade avec le Dr Peter et tous deux constatent chez l'enfant une gaieté très grande, mais un cornage très accentué ; il répond aux questions d'une voix sonore et bien timbrée ; ces messieurs veulent examiner la région antérieure du cou et engagent la mère à déshabiller l'enfant ; l'enfant se débat ; on insiste ; il lutte ; tout à coup il s'affaissse sur lui-même et meurt sous *les yeux des médecins*, restés à distance.

Le lendemain, M. Krishaber est autorisé à enlever le larynx et la trachée et constate, au point où la section avait porté, une végétation polypiforme de la grosseur d'un pois, pourvue d'un pédicule très court et présentant l'aspect d'un polype papillaire mûriforme.

Le larynx est absolument idemne de lésion ; la tumeur soumise au microscope ne révèle point de caractères distinctifs bien nets.

D'après M. Ranvier, on peut admettre que cette production n'est autre chose qu'un amas de gros bourgeons charnus, semblables à ceux qui se développent autour des sétons, des tubes à drainage ; mais l'examen histologique ne se refuse pas non plus, d'après M. Ranvier, à l'hypothèse d'un polype papillaire revêtu d'épithélium qui sous l'influence de la laryngite traumatique aurait pris les caractères de bourgeons charnus (1).

OBSERVATION V.

Croup trachéotomisé. — Sifflement inspiratoire persistant après l'ablation de la canule. — Mort subite quatre mois après l'opération. — Autopsie : polype des voies aériennes.

(Par Fyechter-Jung. Société médicale de Bâle, 5 juillet 1877.)
(Extrait de la Revue des sciences médicales, 1878, tome XII, p. 671.)

Petit garçon de 3 ans opéré pour le croup le 18 mai 1877 ; ablation, après double ligature, de l'isthme du corps thyroïde qui avait l'épaisseur d'un doigt. La fièvre, assez considérable (39, 5) les deux premiers jours après la trachéotomie, cesse complètement dès le cinquième jour ; en même temps disparaissent les fausses membranes de la gorge.

La canule peut être retirée temporairement le dixième jour et définitivement le vingtième, mais il persiste au moment des inspirations un bruit sibilant qu'on rapporte à un rétrécissement de la trachée dû à la fois à la rétraction cicatricielle de la plaie et à la formation de bourgeons granuleux sur la muqueuse.

Au mois d'août l'enfant fit un séjour à la campagne ; tandis qu'il s'amusait à sauter, le sifflement devint si fort que les parents redoutèrent une récidive du croup.

Le 10 septembre au soir, il était en train de jouer avec son père en se jetant à la tête les oreillers du lit dans lequel ils étaient couchés tous deux, lorsque tout à coup on le vit s'affaisser sur lui-même, devenir bleu et ne plus respirer ; un médecin appelé aussitôt ne trouva plus qu'un cadavre.

Le professeur Roth a constaté dans le larynx et la trachée de cet enfant les lésions suivantes :

(1) Cette observation a été présentée également à la Société médicale des hôpitaux, 26 décembre 1873, par M. Peter.

Toute la muqueuse laryngo-trachéale est d'un rouge intense et recouverte d'abondantes mucosités. A la face antérieure se voit une cicatrice de 17 millimètres de longueur commençant à 10 millimètres au-dessous des cordes vocales ; au pourtour, la muqueuse épaissie forme un bourrelet et est parcourue par des vaisseaux dilatés. Immédiatement à gauche de la cicatrice et à peu près à la moitié de sa hauteur se voit un polype mou, rosé, lobulé de 8, 5 et de 3 millimètres de diamètre appendu à un court pédicule ; le polype est constitué par un tissu conjonctif délicat, très vasculaire, parsemé de cellules rondes ; il est revêtu par l'épithélium vibratile des voies aériennes.

OBSERVATION VI.

Croup. — Trachéotomie pratiquée avec succès sur un enfant de 14 mois 1/2. — Végétation polypiforme expulsée dans un effort de toux un mois après l'opération.

Par MM. Millard et Hemey.
(Journal de thérapeutique, 10 août 1874.)

Henri Richard, 14 mois 1/2, un peu triste dans la journée du dimanche, 14 décembre, fût pris, au retour de la promenade, en dînant, le soir à 6 h. 1/2, d'un accès de suffocation tel, que les parents le portèrent chez le pharmacien, croyant que l'enfant venait de s'étrangler avec un os de poulet qu'il tenait à la main.

Un vomitif fut administré ; il fit un peu d'effet ; mais toute la nuit fut mauvaise, et, à plusieurs reprises, l'enfant se leva sur son lit, suffoquant. A 6 h. 1/2 du matin, le lundi 15 décembre, les parents vinrent me chercher, et je constatai l'état suivant : Visage pâle, lèvres cyanosées, respiration très fréquente, bruyante et surtout pénible à l'inspiration ; un peu de chaleur, aphonie complète. La respiration presque nulle dans le poumon gauche, un peu perceptible à droite ; presque pas de toux, et un fort tirage.

Cependant, l'examen de la gorge ne donnait aucun résultat : ni rougeur, ni fausses membranes sur les amygdales. Je pensai à un croup, malgré l'histoire de l'os racontée par les parents, et je m'empressai d'aller chercher le Dr Millard, qui voulut bien aussitôt me prêter son affectueux concours.

Le diagnostic ne paraissait que trop certain, malgré le récit des parents ; nous étions en face d'un croup à début brusque.

A midi, M. Millard et moi, nous étions de nouveau auprès du malade, dont l'asphyxie augmentait malgré les vomitifs.

Il fut décidé qu'à 4 heures, s'il n'y avait pas d'amélioration, il faudrait pratiquer la trachéotomie. L'enfant, nourri au sein par sa mère, ne pouvait plus téter depuis la nuit précédente ; les vomitifs, ipéca et tartre stibié, restèrent presque sans résultat; les sinapismes eux-mêmes ne marquaient pas, à cause de l'asphyxie : il n'y avait plus à hésiter. Vers 4 h. 1/2, assisté de MM. Millard et Gérin-Roze, j'opérai rapidement l'enfant, qui n'était véritablement plus qu'un petit cadavre ; si bien qu'après l'opération, comme il ne sortait aucune bulle d'air par la canule, on put un moment se demander si elle était bien dans la trachée. En pressant sur les parois costales, nous en eûmes bientôt la certitude, et après quelques respirations artificielles, le jeu normal se rétablit, la cyanose disparut, les endroits sinapisés reprirent une couleur rouge vif, et l'enfant se ranima peu à peu.

Le même jour, à 11 heures du soir, l'enfant dort; il a pu téter ; la respiration est à 60 par minute, le pouls à 160; la nuit est assez calme, et le 16 décembre, à 8 heures du matin, la respiration est à 58, et le pouls à 180. Quelques fausses membranes ténues et mêlées à du mucus ont été mises dans un verre.

Le même jour, à 2 h. 30 m., 38 respirations seulement, pouls à 169. L'enfant a joué, et mangé un potage à la farine de Nestlé. A 10 h. 30 m. du soir, 60 respirations, mais peu de fièvre; quelques râles muqueux dans les deux poumons, la respiration est douce.

Le 17 décembre, 11 heures du matin, 48 respirations ; la canule est enlevée quelques instants ; la plaie est belle, et des crachats muqueux, renfermant des débris de fausses membranes, sont encore expulsés en abondance. Très bon état, bonne selle; même alimentation.

A 11 du soir, 42 respirations, un peu d'agitation à cause des sinapismes, qui font vésicatoires et tourmentent l'enfant ; malgré cela, bonne nuit.

Toute la journée est excellente ; la plaie est belle; il prend un peu de sirop de quinquina.

Le 20, le sirop est abandonné ; l'enfant ne veut pas le prendre. La canule est retirée une demi-heure.

Le 21, sixième jour, elle est retirée deux fois dans la journée, matin et soir. L'enfant pousse quelques cris, et l'articulation de certains mots est légèrement perçue.

Le 22, toujours excellent état : la canule est retirée trois heures de suite le matin.

Le mardi 23, huitième jour, elle est retirée définitivement ; la plaie est obturée par une cravate garnie de taffetas gommé ; la respiration est bonne et suffisante, un peu bruyante à l'inspiration.

Les 24, 25, 26, même état, toujours excellent, la plaie se ferme progressivement.

Le 27, pour la première fois, l'air ne passe plus par la plaie.

Du 27 décembre 1873 au 4 janvier 1874, il se passe une semaine bonne sous tous les rapports : l'enfant reprend des forces et ne tousse presque plus ; il y a cependant un peu d'excitation et d'insomnie, pour laquelle il prend, pendant quelque temps, le soir, un petit lavement avec 50 centigrammes de bromure de potassium.

Il existait, sur la plaie, un petit bourgeon charnu qui dut être cautérisé quatre fois.

Le 4 janvier, l'enfant fait, en voiture, sa première sortie.

Le 8, vingt-quatrième jour, la guérison est complète : la cicatrice est belle, et la santé de l'enfant est parfaite.

Le 16 janvier, il tousse un peu, et sa voix est enrouée ; cependant l'état général est très bon ; mais les jours suivants, les bruits du larynx et de la trachée deviennent de plus en plus nombreux et sonores, si bien que, le 22 janvier, les parents inquiets me font demander. Je constate une certaine difficulté de la respiration (l'inspiration assez facile et l'expiration très pénible et très bruyante), un peu de toux et quelques râles de bronchite. N'y avait-il que de la turgescence des cordes vocales, ou bien quelque production polypiforme au dedans de la trachée, au niveau de la cicatrice ?

Je fis faire à l'enfant des inhalations de vapeur de décoction de fleur de sureau, et ordonnai un bain de pieds chaud avant le coucher. La nuit fut meilleure que la précédente ; toutefois le matin, à son réveil, il fut pris d'un accès de toux, provoqué peut-être par une mie de pain ; toujours est-il qu'il rendit, en même temps que cette mie de pain, un petit corps, de forme arrondie, de consistance assez dure, et dont on voyait très bien le pédicule : le volume était celui d'un petit pois, et la couleur d'un rouge foncé. Coupé en deux, ce petit corps présentait comme une coque un peu moins foncée, et un centre rouge noir, comme du sang veineux coagulé. L'examen, au microscope, ne laissait aucun doute : la coque était fibrineuse, et le centre, composé de globules sanguins comprimés, et détruits en partie. C'était donc un petit caillot adhérent à la paroi trachéale et formant polype.

Dès le rejet de ce corps, la respiration cessa d'être bruyante, et la guérison définitive ne s'est pas démentie jusqu'à ce jour.

OBSERVATION VII.

Croup. — Végétations polypiformes trachéales. — Deux opérations de trachéotomie pratiquées, à un mois de distance, sur le même sujet. — Guérison.

Par le Dr Claude Gigon, médecin des hôpitaux et du lycée d'Angoulême.
(Union médicale, 10 mai 1862.)

Le jeune Vignon (Georges), âgé de 3 ans 1/2, est un enfant très fort, très bien constitué, vacciné dans les premiers mois de sa naissance, d'une santé habituellement bonne ; il a été atteint à plusieurs reprises de broncho-laryngites aiguës fébriles, et chaque fois la toux a été forte, opiniâtre, rauque, imitant un peu la toux férine que l'on remarque au début du *croup*.

Au mois de juin 1858, il y a par conséquent deux ans, l'enfant fut pris d'une de ces laryngites graves que l'on peut désigner sous le nom d'angine striduleuse ; la respiration devint gênée, sifflante, l'examen local ne fit distinguer aucune production hétérogène, le pouls était fébrile, la peau brûlante ; une application de sangsues au larynx, les boissons émollientes, un vomitif à l'ipéca triomphèrent de la maladie, et quelques jours après l'enfant était revenu à la santé. Pendant tout le temps qui s'est écoulé depuis, l'enfant s'est bien porté, il a grandi, et aucune nouvelle attaque sérieuse ne s'est produite.

L'hiver de l'année 1860 a été pluvieux, comme chacun sait, et vers la fin du printemps, une épidémie très grave d'angines diphthéritiques s'est manifestée dans certaines parties du département et notamment dans les cantons de Saint-Amand et de Rouillac qui, nous ont assuré plusieurs médecins de ces localités, ont compté plus de cent décès. La ville d'Angoulême, elle-même, vit éclater un certain nombre de cas.

Le 18 juin 1860, notre jeune enfant fut atteint d'une nouvelle

maladie semblable aux premières ; la toux devint rauque, très fréquente, très pénible, la respiration était gênée, striduleuse, la peau
brûlante, le pouls fébrile, battant 120. Le jour même du début de
la maladie, nous fûmes appelés et nous constatâmes les faits pré-
cédents ; déjà nous avions observé d'autres cas d'angine diphthéritique et de croup, nous nous hatâmes d'examiner la gorge avec
soin et nous ne découvrîmes ni sur les amygdales, ni sur le voile,
ni sur les parois du pharynx, rien qui ressemblât à une fausse membrane, nous fûmes donc porté à penser qu'il s'agissait encore d'une
de ces laryngo-bronchites que nous avions déjà plusieurs fois ob-
servées sur le même sujet. Le petit malade fut soumis deux jours
de suite à un vomitif émétisé dans une potion édulcorée avec le
sirop d'ipéca ; au bout de trois jours, les accidents laryngo-bronchiques étaient fort calmés, la fièvre avait complètement cessé, cependant une toux modérée persévérait, il y eut même quelques alternatives d'exacerbation et d'amélioration.

Le 29. Les accidents laryngo-bronchiques augmentent, la toux
est rauque, sifflante, la fièvre a réparu ; nous examinons la gorge
en face du jour et nous remarquons une plaque sur chaque amyg-
dale d'une couleur blanchâtre, très isolée, de la grandeur d'un cen-
time, il ne peut y avoir de doute, c'est une fausse membrane.

Immédiatement nous portons le crayon de nitrate d'argent sur
toute l'étendue des amygdales et la potion précédente à l'émétique
et au sirop d'ipéca est administrée (eau 100 grammes, émétique 20
centigr., sirop d'ipéca 32 grammes).

La potion fait vomir l'enfant à plusieurs reprises et l'on trouve
dans la cuvette quelques débris pultacés qui semblent des fausses
membranes ; malgré cela, la toux rauque continue très forte, la
respiration est sifflante dans l'inspiration, le pouls est à 80 seulement. Je porte alors une éponge trempée dans une solution de nitrate d'argent cristallisé et placé au bout d'une baleine coudée sur
l'orifice du larynx. Une potion émétisée simple, dépourvue de sirop
d'ipéca, est administrée. Le 30 au matin, la potion émétisée a été
assez bien tolérée, il y a eu quelques rares vomissements depuis
hier soir ; mais les accidents ont augmenté malgré le traitement. La
toux est encore plus rauque et plus sourde, l'inspiration est sifflante, gênée, la face se congestionne, les lèvres sont violettes, la
sensibilité existe encore quoique un peu obtuse, les pupilles sont
dilatées, les urines essayées avec l'acide azotique donnent un précipité abondant, le chloroforme, après agitation dans un tube, agit

de la même façon, et ce dernier précipité est dissous par l'acide acétique concentré et précipité par la solution de prussiate ferrico-potassique jaune; il y a évidemment de l'albumine, le pouls bat 85, devient petit.

Nous pratiquons une nouvelle cautérisation laryngienne, nous administrons une nouvelle potion émétisée que l'enfant prend d'une façon irrégulière.

. A midi, je revois l'enfant; tous les accidents ont encore augmenté, la respiration n'a presque plus lieu, c'est à peine si quelques rares partie d'air pénètrent à travers la glotte dont la résonnance est presque éteinte, la toux également est très sourde, les pupilles sont dilatées, presque immobiles, les lèvres sont violacées et gonflées, la face habituellement blanche et rose a pris une teinte terne, parsemée çà et là de taches irrégulières pointillées de violet; la peau est insensible, on peut la pincer impunément et même piquér avec une épingle; le pouls est petit et très fréquent à 140 autant qu'on peut le compter. Dans cet état de danger extrême, je juge qu'à peine quelques instants restent à vivre à l'enfant, je n'entreprends point de médication nouvelle, ce qui me paraît inutile, le rôle de la chirurgie me paraît devoir dominer; je préviens les parents de la position de leur enfant et je propose la trachéotomie qui est immédiatement acceptée. Mon confrère Edmond Bessette, avec lequel dix jours auparavant j'avais coopéré à une pareille opération qui a été suivie de succès, vient se joindre à moi son opinion étant en tout conforme à la mienne, nous nous mettons en devoir de pratiquer l'opération.

Le père de l'enfant, d'un courage et d'une intelligence rares dans de telles circonstances, tient l'enfant sur ses bras et ses genoux, et dans l'état d'asphyxie anesthésique où celui-ci se trouve, il ne fait guère aucun mouvement; pendant que je tiens la tête renversée en arrière, le cou étant parfaitement tendu et éclairé par la lumière solaire, M. Bessette pratique rapidement la section de la trachée de manière à diviser quatre cerceaux cartilagineux, puis la canule double et courbe est introduite; au moment de l'ouverture de la trachée, il sort quelques débris évidents de fausses membranes, l'opération est pratiquée avec une très grande célérité, un sang noir et abondant s'écoule des veines thyroïdiennes divisées, et l'enfant est dans un tel état d'affaissement que, quoique la trachée soit

largement ouverte, la respiration ne se rétablit pas, les muscles
pectoraux restent immobiles, on croit l'enfant expiré ; mon confrère aussitôt adapte sa bouche sur l'orifice de la canule, et aspi-
rant vivement, retire de la trachée et des bronches un grande
quantité de mucosités et de sang, imprudence héroïque qui sauve
la vie du malade, mais qu'on ne saurait cependant conseiller, lorsque le sujet comme celui-ci a expulsé des fausses membranes trachéales ; mais M. Bessette est un jeune chirurgien, le plus jeune de
notre hôpital, qui ne marchande pas son dévouement et ne craint
pas de s'exposer au danger d'une contagion presque certaine et
dont il connaît pourtant de lamentables exemples.

Malgré cette aspiration des matières contenues dans la trachée
et les bronches, la respiration revient très lentement ; pendant
longtemps, nous sommes obligés alternativement d'insuffler de
l'air dans les poumons, soit avec nos bouches appliquées à la canule, soit avec un soufflet de salon, en imprimant des mouvements
alternatifs et méthodiques à l'abdomen et à la poitrine ; dès que
l'air artificiel a eu pénétré dans les poumons, l'hémorrhagie s'arrète,
la turgescence de la face diminue, la coloration du teint s'améliore ; deux heures après, l'enfant est tout à fait revenu et il commence à s'amuser avec les jouets qu'il a sur son lit et ceux qu'il
désigne du doigt dans la chambre pour les faire apporter.

La canule reste en place pendant treize jours sans incident particulier ; dans les premiers jours surtout, on enlève souvent la canule intérieure pour la désobstruer des mucosités épaisses qui s'y
arrètent et qui gènent l'introduction de l'air, nous y avons plusieurs fois reconnu des fausses membranes, souvent aussi on essaie
de boucher l'ouverture extérieure pour s'assurèr si l'air commence à s'introduire entre la canule et la trachée après avoir traversé le larynx ; dans les premiers jours, rien absolument ne
passe, et il est impossible de constater aucune amélioration pendant dix jours ; alors seulement l'air commence à passer avec quelque facilité et la phonation imparfaite commence à se former ; au
reste cette phonation incomplète est due aussi à un certain degré
de paralysie du voile du palais qui s'oppose aux mouvements con-
venables pour l'accomplissement parfait des fonctions de ce voile
membraneux dans la formation de la parole.

Pendant huit jours, nous essayons les urines avec l'acide nitri-
que, et toujours nous constatons la présence d'un précipité albu-

mineux décroissant chaque jour, et devenant imperceptible à cette époque.

Enfin la canule est enlevée le 13 juillet, et l'ouverture de la peau est fermée très-rapidement; cependant la cicatrisation complète n'a pas lieu de suite et je remarque que la cicatrice extérieure végète assez fortement pour exiger plusieurs cautérisations avec le crayon de nitrate d'argent et alors je me pose cette question : si la végétation des bourgeons charnus de la cicatrice trachéale intérieure avait lieu de cette façon, alors qu'on ne peut aucunement les réprimer, qu'arriverait-il? on verra plus loin la réponse à cette question.

Nonobstant cette réflexion, l'état du petit malade s'améliore considérablement; vers la fin de juillet, la difficulté de parler avait presque complètement disparu, la respiration était naturelle ; mais alors la mère me fit venir et me prévint que chaque fois que l'enfant est contrarié, sa respiration est précipitée, chaque fois aussi elle devient gênée et très sifflante, exactement comme s'il avait encore le croup; puis, lorsque le malade devient plus tranquille, la respiration se calme, redevient naturelle. Il y a peu d'instant, dit-elle, que ce phénomène a eu lieu; elle ajoute même que la nuit, en dormant, la respiration est gênée et bruyante. J'examine le malade avec soin, j'écoute la respiration dans le larynx et la trachée avec le stéthoscope, j'ausculte la poitrine : rien, absolument rien. J'excite l'enfant à respirer rapidement, mais il ne s'y prête nullement, et nous n'obtenons aucun renseignement; du reste, sa santé est très bonne : bon appétit, bon sommeil, vivacité dans les yeux; je soupçonne qu'il y a un léger œdème de la glotte, suite de l'inflammation diphthéritique, et j'engage la mère à mettre l'enfant à l'usage des Eaux-Bonnes coupées avec la tisane de violettes et édulcorées avec le sirop de tolu. Malgré ce traitement suivi avec soin, les mêmes accidents se renouvellent passagèrement chaque jour.

Le 4 août 1860, étant allé le voir, je le prends malgré lui pour le mettre sur mes genoux; il en éprouve une vive contrariété, car depuis son opération, je suis devenu pour lui l'objet d'une terreur profonde ; il veut crier et alors je constate *de visu* et *de auditu* les accidents dont on m'a parlé plusieurs fois, la respiration devient très gênée, très striduleuse, exactement comme dans le croup, la face devient violacée, l'asphyxie est imminente ; je ne puis constater bien sûrement si c'est plutôt dans l'inspiration que dans l'expiration qu'a eu lieu l'accident; je remets bien vite l'enfant à sa mère qui me fait des reproches d'avoir provoqué une telle scène ; puis, sous l'influence des caresses maternelles, l'angoisse diminue, la respiration se calme, la suffocation disparaît : il est à remarquer que, malgré cette gêne si considérable de la respiration, l'enfant n'a pas toussé, il ne tousse pas non plus dans les accès journaliers observés par les parents.

A quelle maladie avions-nous affaire ? Cette maladie n'est pas permanente, la suffocation est accidentelle, passagère ; mon esprit s'arrête à ces trois idées principales : ou c'est un léger état d'œdème de la glotte, dont les lèvres se rapprochent dans les fortes inspirations et obturent l'ouverture des voies aériennes, ouverture qui revient mécaniquement dans l'expiration et laisse sortir l'air facilement ; ou bien c'est un polype laryngien placé au voisinage de la glotte qui est attiré dans la fente de l'organe au moment des fortes inspirations et repoussé dans l'expiration ; mais alors les inspirations calmes, loin d'amener de l'amélioration, devraient maintenir plus facilement le corps étranger dans la glotte et ne feraient pas cesser les accidents ?

Enfin serait-ce un simple spasme nerveux qui s'exaspère sous l'influence de la contrariété ? Cela n'est pas impossible ; mais un spasme nerveux est indépendant de la volonté du malade, et nos accidents naissent et cessent pour ainsi dire par la volonté ou l'inattention de l'enfant ; s'il respire rapidement, promptement brusquement, ils se reproduisent ; s'il fait des efforts pour modérer la rapidité des mouvements de la respiration, les accidents s'arrêtent ; ce n'est pas non plus un gonflement inflammatoire permanent, aigu ou chronique ; les détails dans lesquels je viens d'entrer me dipensent de toute discussion à cet égard. J'ai expliqué précédemment qu'à propos de la végétation cicatricielle externe, je m'étais posé cette interrogation : si la même végétation se développait à la partie interne de la trachée, que pourrait-il arriver ? Cependant, je l'avoue, l'idée ne me vint pas de chercher l'obstacle à la respiration au-dessous du larynx. Je conseillai de continuer les Eaux-Bonnes au baume de tolu et l'eau de goudron, espérant que si la cause tenait à un léger œdème du larynx, comme j'étais disposé à le croire, les eaux sulfureuses et les balsamiques, aidés par un temps sec et chaud (qui n'est pas venu cette année), pourrait fortifier la muqueuse et résoudre l'infiltration qui constitue l'œdème laryngien et tonifier la muqueuse trachéo-bronchique. Ce traitement fut suivi avec exactitude, car la mère à qui on a soufflé traîtreusement à l'oreille que *jamais l'opération de la trachéotomie ne réussit, que cette opération est réprouvée par les sommités de la médecine à Paris, qu'elle ne compte que des revers*, la mère, dis-je, est grandement effrayée de l'état de son fils. A la suite des faits que je viens de raconter, l'enfant va bien du 4 au 12 août ; pendant ces huit jours, il n'éprouve presque aucun accident, la respiration est parfaitement calme, et en l'écoutant aussi près que possible, le murmure respiratoire est doux et naturel.

Le 12 août, à 11 heures du matin, l'enfant venait de déjeuner avec appétit, il était gai, sa voix était forte et vibrante comme en santé parfaite, on le descend de sa chaise, son frère, âgé de sept ans, qui le suivait, le pousse en jouant et le fait tomber de tout son long sur le ventre et sur le tapis de la salle à manger ; l'enfant qui est capricieux et colère, surtout depuis sa maladie, fait un effort violent pour crier, et soudain sa voix manque, *vox faucibus hæsit* ; la respiration s'arrête complètement, l'enfant suffoque, sa face est turgide et colorée, l'asphyxie complète est imminente. Aussitôt on accourt à mon domicile très proche ; j'étais absent, on court chez mon collègue Bessette, qui arrive, et peu d'instant après je le suis ; à notre arrivée, nous trouvons l'enfant sans mouvement, les yeux convulsés en haut, les pupilles dilatées, immobiles, la respiration complètement suspendue ; on pince, on pique la main de l'enfant, il ne sent rien ; au premier abord l'enfant paraît mort, mais les battements du pouls, quoique très petits, se sentent encore, ceux du cœur sont assez forts ; le père assis tient l'enfant étendu sur ses genoux, la résolution des membres est complète ; immédiatement nous commençons à administrer des secours sans nous rendre un compte bien exact de la cause de cet accident subit ; au reste le danger est tellement immédiat que nous ne nous arrêtons pas à délibérer. Nous appliquons notre bouche exactement sur la bouche de l'enfant en lui pinçant le nez et nous insufflons de l'air dans la cavité buccale, il en pénètre un peu dans les poumons, car au bout de trois ou quatre insufflations, l'enfant fait un mouvement respiratoire que nous aidons en imprimant à l'abdomen et au thorax des mouvements alternatifs propres à réveiller le diaphragme ; pendant une heure mon collègue et moi, nous nous relayons pour executer cette manœuvre ; les mouvements de la poitrine s'étant un peu rétablis, à chaque inspiration nous soufflons dans la bouche

par coaptation exacte, et l'expiration se faisant, il sort manifestement de l'air ; au reste le pouls devient plus fort, les lèvres se co-
lorent en rose, nous faisons une hématose artificielle, mais si l'on
cesse l'insufflation pendant deux secondes, les mouvements respiratoires s'arrêtent complètement ; nous n'avions point de tubes la-
ryngiens ni aucun moyen de porter directement l'air dans la trachée ; au reste, ni la connaissance, ni la sensibilité, ni le mouvement ne se rétablissent. Dans cet état extrême, voyant qu'il ne
pénètre qu'une quantité d'air extrêmement minime dans la trachée,
quantité insuffisante pour entretenir la vie et rétablir les fonctions,
nous nous décidons, quoique à regret, à ouvrir de nouveau la trachée. M. Bessette pratique la section du tube aérien un peu au-
dessus et en dedans de la première cicatrice ; trois cerceaux sont
divisés, et pendant qu'à l'aide du dilatateur l'opérateur tient la trachée largement ouverte, nous apercevons, pendants, un peu au-
dessus de l'angle supérieur de la plaie trachéale, deux petits corps
arrondis, mobiles, rougeâtres, gros comme des petits pois ; avec
une pince fine, on les touche et les sépare, en tirant même on voit
qu'ils sont implantés dans la cicatrice première et pédiculés. Ce
premier fait constaté, nous nous disons mutuellement : voilà la
cause de l'obstacle mécanique qui a déterminé les accidents ;
mais l'enfant est tellement mal que nous remettons au lendemain
l'extirpation de ces corps. La canule double en argent est placée,
nous insufflons de nouveau de l'air, et presque immédiatement les
mouvements respiratoires se rétablissent ; une demi-heure après,
le cerveau reprenait son activité, la sensibilité, l'intelligence re-
naissaient, l'enfant revenait à la vie.

Le lendemain matin à 8 heures, mon collègue et moi nous nous
rendons près du malade pour examiner encore les productions acci-
dentelles dont nous avons déjà parlé et pour les faire disparaître.
La canule enlevée, nous voyons parfaitement ces productions, mon
collègue les saisit l'une après l'autre avec des pinces à dents de rat
et les excise avec des ciseaux fins en ayant soin de tirer un peu
pour allonger le pédicule ; à la suite on pratique une cautérisation
avec le nitrate d'argent sur l'origine d'implantation ; nous examinons ces productions qui ont beaucoup diminué depuis hier ; elles
sont aujourd'hui grosses comme des pépins de pomme et en ont
à peu près la forme ; elles sont dépourvues d'épiderme, rouges,
pleines, peu résistantes, en tout semblables à des végétations de

plaie suppurante non réprimées, et le point d'où elles émergent est évidemment la partie supérieure de la première plaie trachéale, nous les désignons sous le nom de *végétations polypiformes cicatricielles*. Nous les avons conservées dans un flacon d'alcool; les urines ont été essayées par nous hier soir et ce matin, elles n'offraient aucune trace d'albumine avec l'acide azotique.

A partir de cet instant, l'enfant ne présente aucun accident; point de fièvre, intelligence entière, appétit, sommeil, excrétions régulières; de plus, les parents nous signalent ce fait : c'est que l'enfant qui à la suite de sa première opération était resté fort longtemps sans parler, sans respirer par le larynx, que l'enfant, dis-je, parle d'une manière distincte et vibrante, malgré la présence de la canule la petite quantité d'air qui passe entre cette canule et la trachée suffit à ce phénomène; de plus, le deuxième jour, ayant enlevé la canule et bouché la plaie, on s'aperçoit que l'enfant respire très bien ; aussi, dès le troisième jour, la canule est enlevée définitivement, car nous sommes bien convaincus que l'obstacle venait des végétations et que, celles-ci enlevées, la guérison est complète ; au bout de quelques jours, la cicatrisation extérieure est parfaite, et deux cicatrices ridées, indélébiles, sont les témoins de la double opération qu'a subie l'enfant; cependant il a fallu cautériser à plusieurs reprises les bourgeons cicatriciels et nous nous demandions encore chaque fois : si ces végétations se développent en dedans, que va-t-il arriver? Toutefois, à l'heure ou nous écrivons, deux mois se sont écoulés depuis que la cicatrice est complète et l'enfant n'a éprouvé aucun accident vers la respiration (1). Dans ce sommeil, l'inspiration est calme et sans terreur, c'est le contraire qui avait lieu avant cette deuxième opération ; lorsqu'au contraire on contrarie l'enfant et que l'on accélère ses mouvements respiratoires, il ne survient plus de suffocation; tout semble prouver que notre cher petit Georges est guéri, bien guéri, et nous espérons que le temps très court du séjour de la canule dans la plaie pourra prévenir la formation de ces végétations polypiformes.

(1) Ce mémoire a été écrit deux mois après l'opération ; aujourd'hui, il y a près de deux ans et la guérison est parfaite.

Observation VIII.

Opération de la trachéotomie pratiquée deux fois sur le même enfant,
à un mois d'intervalle. Guérison.

Par le D^r Ch. Périer.
(Bull. et Mém. de la Société de chirurgie, 1875, p. 231.)

Le nommé R...., âgé de 5 ans, d'une bonne santé habituelle, fut pris, le 17 novembre 1873, d'accidents du côté du larynx. La nature de ces accidents et la présence de fausses membranes sur les amygdales ne laissèrent aucun doute sur l'existence du croup. A la raucité de la voix se joignit rapidement une suffocation qui devint continue et alla en augmentant, à ce point, que quarante-huit heures après l'apparition des premiers symptômes, malgré trois vomitifs et l'emploi de l'extrait hydro-alcoolique éthéré de cubèbe, l'enfant était arrivé au dernier degré de l'asphyxie.

Appelé dans la nuit du 18 au 19, je trouvai le petit malade dans la stupeur ; la respiration, extrêmement difficile, était accompagnée de sifflement laryngo-trachéal ; face pâle, lèvres décolorées, extrémités froides, insensibilité.

La trachéotomie, pratiquée immédiatement, produisit un écoulement sanguin abondant qui cessa aussitôt que la canule fut introduite ; mais la respiration fut longue à se rétablir et à se régulariser.

Les suites de l'opération furent des plus simples. Le cubèbe fut continué et nous insistâmes pour l'alimentation.

L'enfant ne rendit pas de fausses membranes ; mais pendant quarante-huit heures, le deuxième et le troisième jour après l'opération, la canule fut fréquemment obstruée par des mucosités visqueuses très-adhérentes, et dès le quatrième jour l'expectoration devint difficile.

Toutes les conditions paraissant favorables, la canule fut enlevée après cinq jours pleins, et l'orifice fistuleux se ferma rapidement. La respiration, encore bruyante dans les premiers jours, devint bientôt normale, et dès le commencement de décembre, la guérison put être considérée comme parfaite.

Le 10 décembre, on me fit appeler de nouveau pour constater un phénomène apparu depuis trois ou quatre jours. Il s'agissait d'un cornage assez prononcé qui, pendant les mouvements de l'enfant, s'aggravait et s'accompagnait de dyspnée; la nuit, ce cornage devenait effrayant, le sommeil était troublé, l'enfant se réveillait très souvent en sursaut. Malgré l'emploi des révulsifs et des fumigations, les accidents augmentèrent.

Asphyxie lente et progressive arrivée à un degré très menaçant; cyanose, inspirations bruyantes et très prolongées, accompagné d'un tirage très prononcé; voix presque éteinte. Le murmure vésiculaire n'était plus perceptible, on n'entendait dans toute la poitrine que le râle trachéal. En auscultant la trachée avec un stéthoscope à bout très étroit, on percevait un souffle très rude, prononcé surtout à l'inspiration et ayant un maximum très net au niveau même de la cicatrice laissée par l'opération.

Tout indiquait un obstacle mécanique au passage de l'air, siégeant au niveau de la cicatrice; on ne pouvait songer à un rétrécissement cicatriciel. Les rétractions cicatricielles ne se font pas d'habitude aussi rapidement; l'incision avait été faite exactement sur la ligne médiane, la canule n'avait pas séjourné plus de cinq jours, il n'y avait eu aucun travail ulcératif apparent, en un mot, la plaie s'était trouvée dans les conditions ordinaires. Autour de la trachée tous les tissus étaient souples, il n'y avait aucun indice d'une compression du dehors en dedans. Il nous sembla probable que l'obstacle était dû à un bourgeonnement qui semblait s'être fait avec une certaine régularité, puisque les troubles fonctionnels avaient toujours été en s'accroissant, n'avaient présenté d'exacerbation que sous l'influence de causes accélératrices du mouvement respiratoire, qu'il n'y avait pas eu d'accès proprement dits.

Devant l'imminence du danger, la première indication était de combattre l'asphyxie en ouvrant la trachée. Il fallait ensuite en prévenir le retour en détruisant l'obstacle à la respiration.

Je pratiquai donc une incision directement sur la cicatrice et j'arrivai facilement dans la trachée, après avoir traversé une couche unique mais épaisse d'un tissu cicatriciel très peu vasculaire. L'incision n'avait donné lieu qu'à un faible écoulement sanguin, mais je dus l'agrandir par en bas en raison de son insuffisance.

L'intérieur du conduit aérien n'avait rien de remarquable, et pendant le mouvement d'inspiration, on ne voyait rien s'engager dans l'ouverture de la plaie.

J'aurais pu avec des pinces essayer d'extraire ou d'écraser au hasard quelques bourgeons charnus, persuadé que j'étais de léur existence ; mais comme ces tentatives ne laissaient pas que d'être dangereuses et que, même en cas de succès, elles n'auraient pas garanti contre leur repullulation, je crus prudent de ne point explorer davantage et de placer de suite une canule à demeure ; d'ailleurs l'enfant, aussitôt qu'il sentit sa respiration libre, devint absolument indocile.

Le soulagement fut complet. Le petit malade ne tarda pas à s'occuper activement de ses jouets et à vouloir se lever. La nuit fut très bonne et comme il ne survint aucune réaction fébrile, il se leva le lendemain matin et reprit depuis ce moment ses jeux habituels. Ce même jour, 24 décembre, une canule à soupape permit aussitôt à l'enfant de parler. Pendant les premiers jours, il y eut un peu de gêne dans la phonation, parce qu'une partie de l'air expiré s'échappait avec bruit de la plaie en passant autour de la canule, mais il n'en était pas moins évident que l'obstacle ne siégeait pas dans la canule.

Les tentatives d'examen laryngoscopique ne donnèrent aucun résultat, non plus que l'exploration à l'aide d'un miroir du diamètre de la canule.

Le 11 juillet 1874, dix-neuf jours après la nouvelle opération, le petit malade paraissant en bonne santé, nous enlevâmes la baïonnette qui supportait la soupape et nous mîmes un bouchon de liège dans l'orifice externe de la canule. La journée fut assez bonne ; cependant vers le soir, la respiration étant devenue pénible, le bouchon dut être enlevé. Le lendemain, la respiration était devenue bruyante, il y avait dans la poitrine des râles à grosses bulles ; cet état se dissipa assez vite, mais pendant quelques jours on ne toucha plus à la soupape. Ces accidents s'étant produits après une seconde tentative, je crus pouvoir les attribuer à une disposition particulière de la canule.

Les canules à soupapes présentent, sur leur bord convexe, une ouverture allongée à extrémités arrondies, destinée à faire communiquer l'intérieur de la canule avec la partie supérieure de la trachée et le larynx. La surface de cette ouverture est égale à la surface de section de la canule, afin que l'air qui la traverse n'éprouve aucun obstacle à son écoulement. Or, en étudiant les rapports de la canule avec les parties qu'elle traversait, nous acquîmes la conviction que la paroi postérieure de la trachée, appuyant sur l'extré-

mité inférieure de l'ouverture en question, la rétrécissait assez
pour rendre l'inspiration assez laborieuse. Je fis agrandir l'orifice
aux dépens de son extrémité supérieure, et le 24 janvier, nous re-
commençâmes l'application du bouchon, d'abord pendant quelques
heures, et à plusieurs reprises pendant la journée. La tolérance
s'établit assez vite pour que le 1er février le bouchon pût être laissé
en permanence. Après huit jours entiers d'une expérience des plus
satisfaisantes, nous enlevâmes la canule. La plaie se ferma rapidement, et, pour combattre la tendance au bourgeonnement, nous
fîmes des cautérisations fréquentes avec une solution concentrée de
nitrate d'argent et le plus profondément possible.

La cicatrisation fut complète en quelques jours, sans phénomène particulier, si ce n'est au début un léger cornage qui alla en diminuant pour disparaître tout à fait. Pendant quelque temps, il se
reproduisait au moment des efforts et après des exercices assez
violents.

L'enfant était devenu très anémique, mais une bonne alimentation et du vin ferrugineux le rétablirent promptement.

Dès la fin de mai, la santé était parfaite, la respiration absolument libre, il ne restait aucune trace de la maladie que la cicatrice
du cou légèrement déprimée et un peu plissée à ses extrémités.

En résumé, un enfant de 5 ans atteint de croup a subi
la trachéotomie ; la canule est restée 5 jours en place,
quelques jours après la respiration était absolument libre.
Cet état satisfaisant dura 15 jours. Survint alors une gêne
respiratoire qui, sans accès, alla graduellement en augmentant jusqu'à ce qu'une seconde opération devint nécessaire.
Lorsque la trachée fut ouverte, on ne put constater la nature de l'obstacle à la respiration, mais la canule étant
restée 47 jours en place put être enlevée sans réapparition
des mêmes accidents, et aujourd'hui, après plus d'un an,
l'enfant est en parfaite santé.

OBSERVATION IX.

Croup. — Trachéotomie. — Guérison. — Polype consécutif : nouvelle
trachéotomie. — Arrachement du polype. — Guérison définitive.

(Communication de M. Archambault à la Société clinique.)
(France médicale, 30 août et 3 septembre 1879.)

Garet, Eugène, 5 ans 1/2, entre le 26 mars 1878, salle St-Louis,
n° 27, à l'hôpital des Enfants-Malades, service de M. Archambault.

Cet enfant vient d'avoir la rougeole dont l'éruption est apparue
le 4 mars au matin. A la fin de la convalescence de sa fièvre érup-
tive, le 23 mars, étant alors bien portant, il est pris d'une angine
légère traitée en ville par des insufflations de tannin et des vomitifs
qui font rendre quelques fausses membranes. La maladie fait des
progrès les deux jours suivants et le 26 mars cet enfant entre à l'hôpital pour le croup, il n'a jamais eu antérieurement d'accidents analogues à ceux du croup ou de la laryngite striduleuse.

26 mars, au soir. Etat actuel : peu de fièvre, 37,9, toux franchement croupale, voix presque complètement éteinte ; pas de tirage,
sifflement laryngé à l'inspiration. Légère rougeur de l'isthme du
gosier sans trace d'exsudats. Quelques râles de bronchite aux bases
des deux poumons.

Le 27. Tirage ; croup à la deuxième période. Le malade est opéré
par l'interne de garde M. Dubar (crico-trachéotomie, par le procédé de M. de Saint-Germain).

Le 28. On constate pour la première fois sur les amygdales deux
petites plaques diphthéritiques, larges comme des lentilles.

Pas d'albumine dans les urines ; va bien.

Le 29. L'enfant peut déjà rester quelques heures sans sa canule,
mais il faut la remettre dans l'après-midi.

Pas d'albumine.

Le 30. Peut passer la journée sans canule.

Pas d'albumine.

Le 31. Un peu de fièvre ; douleur de côté à droite ; l'auscultation
et la percussion n'indiquent rien. Badigeonnage de teinture d'iode.

1er avril. 38°,6, un peu d'albumine. La canule est définitivement
enlevée.

Le 2. 39°,4, même état. Léger nuage d'albumine.

Le 3. 40°,2. R. 48. P. 132. La douleur du côté persiste, mais on ne constate rien par l'auscultation ni la percussion (noyau probable de broncho-pneumonie).

Le 13. L'état a été en s'améliorant rapidement. La plaie qui a vigoureusement bourgeonné est presque complètement fermée. On cautérise encore et pour la dernière fois les bourgeons charnus. L'enfant quitte l'hôpital.

L'enfant une fois sorti reste dans sa famille pendant trois semaines et pendant tout ce temps on note que la respiration est absolument libre et la voix claire ; la mère nous signale seulement les particulités suivantes qui indiquent un léger degré de paralysie du voile du palais : nasonnement de la voix, légère difficulté de la déglutition qui force l'enfant à boire lentement et par gorgées sans qu'il y ait eu rejet de liquides par le nez. Après ces trois semaines il est envoyé à la campagne chez son grand père et c'est là, après 15 jours de séjour, que l'on constata les accidents du larynx qui survinrent ainsi cinq semaines après la sortie de l'hôpital : pendant le jour il n'y avait que de l'enrouement ; c'est *pendant la nuit* d'abord que la respiration devint gênée, bruyante ; cette gêne laryngée augmenta assez rapidement et plusieurs fois, *la nuit toujours*, l'enfant eut des accès de suffocation pendant lesquels on crut qu'il allait mourir ; sa mère lui donnait chaque fois de l'ipécacuanha qui le soulageait, il eut quelques accès dans le jour provoqués par des colères.

En dehors des accès l'enfant n'avait que de l'enrouement, un léger sifflement à l'inspiration et d'ailleurs il était gai, grand joueur et doué d'un très-bon appétit ; les traces de paralysie diphthéritique avaient disparu.

Une particularité à noter, c'est que l'enfant accusait la sensation de quelque chose qui montait et descendait dans la gorge.

La mère effrayée des progrès que fait le mal nous amène l'enfant à l'hôpital en consultation au commencement de juillet. Il était très bien portant, gros, frais, mais avait la voix rauque, enrouée, presque sans timbre ; on entendait la respiration à distance ; c'était une sorte de cornage. Avant de faire entrer le petit malade je l'adressai à M. Krishaber pour qu'il l'examinât au laryngoscope. M. Krishaber me répondit qu'il ne tenterait cette inspection du larynx que tout étant bien préparé pour l'opération de la trachéotomie attendu qu'il craignait par les manœuvres à faire de provoquer un accès de suffocation qui pourrait être mortel séance tenante.

L'enfant rentra dans le service le 6 juillet. Pendant le sommeil la religieuse de garde et l'infirmière constatent toutes les nuits un ronflement considérable avec gêne de la respiration, mais qui ne va pas jusqu'à provoquer les phénomènes du tirage ; ce ronflement disparaît complètement pendant le jour. Dans la nuit, lorsqu'il devient inquiétant, on réveille l'enfant ce qui paraît le soulager. L'enfant accuse toujours la sensation de quelque chose qui monte et descend dans la gorge ; il est absolument florissant de santé.

Mon diagnostic est polype au voisinage du larynx, mais il ne repose que sur des signes rationnels, l'examen au laryngoscope n'ayant pas été fait. La trachéotomie arrêtée en principe est reculée en raison de l'état vraiment très supportable où se trouve l'enfant pendant la journée et en raison de la possibilité où l'on est à l'hôpital de pratiquer l'opération dès que l'urgence l'exigera ; cette éventualité se présenta bientôt.

Le 27 juillet (quatre mois après la première trachéotomie, ou deux mois et demi après le début des [nouveaux accidents), après quelques nuits déjà mauvaises, l'enfant eut à dix heures du soir un accès de suffocation lente et progressive que rien ne put calmer, avec agitation, besoin de se lever, de changer à chaque instant de place ; tirage violent, cyanose des lèvres ; tout en appliquant des compresses chaudes au devant du cou, des sinapismes sur les membres inférieurs, on gagna deux heures de la nuit avec l'espoir que cette crise quoique beaucoup plus grave se passerait comme tant d'autres l'avaient fait, mais à partir de ce moment la face devint pâle, inondée de sueurs, les yeux éteints ; l'immobilité complète succéda à l'agitation et la sensibilité phériphérique s'éteignit rapidement en même temps que les respirations, régulières d'abord, s'éloignaient.

Mon interne, M. Petel, sans même déplacer l'enfant de son lit, pratiqua la trachéotomie qui ne présenta rien de particulier ; elle fut faite couche par couche au niveau de la cicatrice laissée par la précédente opération.

A peine la trachée est-elle ouverte qu'un effort de toux projeta un gros crachat pelotonné muco-purulent. L'état de l'enfant ne permit pas une longue exploration ; mais aucun polype ne se présenta à la plaie. La respiration, favorisée par quelques pressions sur le thorax, ne tarda pas à se régulariser.

Le 28. L'enfant est sans fièvre et a repris sa physionomie habituelle. En changeant la canule on n'aperçoit toujours point de polype et la cause des accidents antérieurs reste ignorée.

Je laisse le service du 1er août au 1er janvier pour raisons de santé ; pendant ce temps on note ce qui suit :

12 août. Bourgeonnement trop actif des bords de la plaie nécessitant des cautérisations fréquentes au nitrate d'argent.

Le 18. On met une canule à trois ouvertures avec soupape ; l'enfant parle, se fait entendre, mais la voix est sans timbre, soufflée, aphone ; il ne peut respirer si l'on bouche l'ouverture antérieure de la canule.

Le 24. Depuis quelques jours, l'introduction de la canule se fait moins bien ; elle ne pénètre complètement qu'après avoir franchi un obstacle ; on sent comme un ressaut.

Ce jour-là, par suite d'un retard, la canule n'est replacée qu'au bout de trois quarts d'heure ; pendant ce temps l'orifice externe de la plaie a subi un resserrement tel qu'il est impossible de réintroduire la canule que l'on vient de retirer ; il faut faire la dilatation progressive de la plaie au moyen de canules d'un plus petit volume ; enfin on peut introduire la canule ordinaire n° 3 de Lüer ; à ce moment l'enfant projette en toussant un petit fragment charnu gros comme un grain de chènevis, présentant au microscope la structure de bourgeons charnus. Cette petite tumeur est formée de cellules embryonnaires rondes et fusiformes et de nombreux vaisseaux dont les parois sont composées de cellules embryonnaires ; en un point de la coupe on voit un faisceau de tissu conjonctif qui semble devoir être le pédicule de la tumeur. Celle-ci est recouverte dans le reste de son étendue par une sorte de coque où le tissu prend un aspect plus opaque qui paraît dû au tassement des cellules. Au centre de la coupe on trouve de petits épanchements sanguins (examen fait au laboratoire de Clamart par M. Balzer).

Le 25. En examinant le fond de la plaie au jour, après ablation de la canule, il paraît bien que la plaie cutanée est plus grande que l'orifice correspondant de la trachée qui est diminué dans sa moitié supérieure par une sorte de membrane en forme d'hymen dont le bord libre tourné en bas et en arrière présente une forme concave avec échancrure médiane. Ce bord libre paraît avoir peu d'épaisseur, il est mobile, comme flottant, ce dont on peut s'assurer en le déprimant avec un stylet. La disposition de cette membrane de couleur rosée paraît telle qu'elle doit être refoulée en haut par la canule et que peut-être elle fait soupape au moment de l'expiration. Pensant qu'elle pouvait être l'obstacle au rétablissement de la respiration, on fait construire un porte-caustique avec cuvette concave de manière à cautériser le bord libre de cette membrane et à la détruire ainsi progressivement sans crainte de cautériser la paroi postérieure de la trachée. Sous l'influence de ces cautérisations on voit la membrane diminuer de hauteur; la voix devient peut-être plus sonore, mais il n'y a pas de progrès bien évidents.

L'introduction de la canule est devenue très pénible pour l'enfant; il dit que cela n'est pas douloureux, mais il en a une grande frayeur; dès que l'instrument a franchi l'orifice extérieur de la plaie l'enfant presse la main de l'opérateur; il a hâte que la canule soit en place; puis il est pris d'une quinte de toux avec expirations répétées, menace d'asphyxie et qui était de nature à effrayer dans les premiers jours; mais bientôt survient une inspiration complète et tout rentre dans l'ordre; il y a là quelque chose d'analogue à une quinte de coqueluche; mais l'enfant en dehors du changement de canule ne tousse jamais de cette manière.

Un long temps s'écoule sans qu'on note rien de particulier et sans qu'il soit possible de retirer la canule.

15 décembre. Sur la paroi postérieure de la trachée, à la hauteur de l'angle inférieur de la plaie, on aperçoit une petite végétation grosse comme la tête d'une épingle; cette végétation est probablement due au frottement du bec de la canule; du reste on cesse de la voir au bout de quelques jours.

1er janvier. Je reprends le service: je trouve l'enfant portant toujours sa canule dont il ne peut se passer; il faut noter que cette canule est petite et ne doit pas suffire ou à peine à donner passage à une quantité suffisante pour la respiration; de plus l'enfant en bouche souvent l'orifice avec le doigt sans que la respiration soit notablement gênée, et dans cette condition il fait souvent de longues conversations avec ses camarades; les sons qu'il émet sont rauques, éraillés, mais peuvent être entendus d'un bout de la salle à l'autre, ce qui indique qu'il passe une quantité d'air considérable par le larynx. Pourtant on ne peut débarrasser le malade de sa canule; il redoute beaucoup qu'on y touche ; ce sont de véritables luttes toutes les fois qu'on la retire pour inspecter la plaie et rechercher quelle peut être la cause qui s'oppose au rétablissement de la respiration normale à travers le larynx. On ne voit plus la membrane semi-lunaire dont mon interne, M. Petel, m'avait signalé la présence.

Le 24 mars. Alors que pour la vingtième fois peut-être je cherchais à me rendre compte des choses, pendant les efforts et les cris que l'enfant faisait chaque fois qu'on retirait momentanément sa canule, je vis un corps rouge, gros comme un petit pois, manifestement pédiculé, lequel rentrait et sortait en suivant les mouvements de la respiration de façon à faire saillie pendant l'expiration ; au moment du phénomène de l'effort, son point d'implantation, d'après la direction du pédicule, me paraît être l'angle supérieur de la plaie trachéale ; je portai dans celle-ci une pince à pansement que j'ouvris, et au moment où le petit corps polypiforme vint faire saillie, je le saisis de manière à l'arracher en une seule fois. Le point d'implantation est aussitôt touché avec le nitrate d'argent et on remet la canule en place.

Dès le lendemain, 25 mars, l'enfant peut respirer très librement sans sa canule, après occlusion de la plaie, ce qui n'avait jamais eu lieu jusque-là. Dans la crainte pourtant de voir la plaie se cicatriser trop vite et la réintroduction être très difficile s'il devenait nécessaire de la pratiquer, on replace la canule au bout de peu de temps après s'être bien assuré que la respiration laryngée est libre. On agit de même les jours suivants, malgré la facilité avec laquelle l'enfant supportait l'occlusion de la plaie.

Enfin, le 20 avril, huit jours après l'arrachement de la petite masse polypiforme, je donnai l'ordre de laisser l'enfant sans canule et de le surveiller. Bien que la plaie fût à peu près complètement fermée dès le soir, il passa une nuit très calme avec une respiration régulière et silencieuse, ce qui continua depuis.

Observation X.

Croup opéré guéri. — Végétations polypiformes de la trachée. — Deux
nouvelles trachéotomies, suivies d'arrachement partiel des polypes.
— Guérison incomplète, nécessitant une canule à demeure.

Par Wilhem Koch.
(Archiv. f. klin. chirurg., vol. XX, 1876, p. 540.)
(Observation traduite par M. O. Leudet, externe des hôpitaux,
et résumée.)

Le 5 novembre 1875, je pratique, avec l'aide de M. Schoenberg,
la trachéotomie sur un enfant de 3 ans et demi, atteint de diphthérie,
arrivée à la période d'asphyxie ; le premier jour, il n'y eut pas
d'expulsion de fausses membranes, qui ne furent rejetées que les
jours suivants.

Le 14. La plaie étant devenue partout granuleuse, la canule fut
enlevée, le neuvième jour après l'opération.

L'enfant alla bien, malgré quelques difficultés momentanées dans
la respiration et la déglutition, qui nécessitèrent l'emploi, pendant
quatorze jours, de la sonde œsophagienne ; il y avait paralysie du
pharynx.

Au commencement de décembre, la plaie était à peu près cica-
trisée. L'albuminurie avait disparu ; il ne restait qu'une légère paralysie des membres inférieurs.

15 décembre. Pendant la faradisation du larynx, l'enfant s'agita,
sa figure exprima l'anxiété ; il repoussa vivement les électrodes et
fit quelques inspirations pénibles et sifflantes. Cet accident n'ayant
duré que quelques secondes, fut attribué à l'emploi maladroit de
l'électricité, qui néanmoins fut continuée. Cependant quelques
accès de suffocation reparurent ; ils devinrent même assez fréquents et survinrent surtout lorsque l'enfant s'agitait, se tourmen-
tait. Bientôt le père remarqua que depuis qu'il y avait obstacle à
la respiration, chaque effort était suivi d'un paroxysme pendant
lequel l'inspiration surtout était gênée.

Dans la nuit du 14 décembre, les parents effrayés par de nouveaux accès, m'envoyèrent chercher ; la respiration était sifflante,
prolongée ; tirage caractérisé par une dépression sus et sous-ster-
nale ; cyanose de lèvres ; l'enfant n'avait plus la force de parler,

autrement que par signes. Je rattachai ces phénomènes à l'existence d'une cicatrice vicieuse de la trachée et je me décidai à pratiquer la trachéotomie en dernière ressource.

Elle se fit très facilement au niveau de la cicatrice et permit de découvrir quatre à cinq végétations sessiles, pâles, de mauvais aspect et dont la réunion présentait la forme d'une grosse frambroise.

Lorsque j'eus enlevé ces végétations avec la cuiller de Daviel, la respiration devint normale, même lorsque je fermais avec le doigt la nouvelle plaie. Néanmoins je mis une canule, mais je l'ôtai le lendemain pour abandonner la plaie à la cicatrisation.

Le 2 janvier, lorsqu'il ne s'était encore écoulé que deux semaines depuis la seconde trachéotomie, les mêmes accidents reparurent ; lorsque l'enfant pleurait ou criait, sa respiration devenait difficile, ronflante.

15 janvier. La dyspnée est constante.

10 février. Troisième trachéotomie, faite comme les deux premières sans chloroforme, à cause de la gravité des symptômes. Mais autant la seconde opération avait été facile, autant la troisième fut laborieuse ; l'enfant se débattit ; la trachée était située profondément, il y eut une hémorrhagie abondante et l'enfant cessa de respirer ; néanmoins nous pûmes ouvrir la trachée, mettre la canule ; après vingt secondes de respiration artificielle, l'enfant fit quelques inspirations spontanées et ne tarda pas à se ranimer.

Le lendemain j'enlevai la canule pour examiner la plaie qui s'étendait du cartilage cricoïde vers la partie inférieure de la trachée ; tout d'abord je ne vis rien, lorsqu'au moment d'un effort de toux, il me sauta au visage une petite tumeur rougeâtre, large d'un demi-centimètre, comme remplie de sérosité et qui se déchira sous la pression d'une pince. Cette petite tumeur paraissait venir d'un pédicule situé au niveau du cartilage cricoïde ; malgré des tentatives réitérées pendant plusieurs semaines, je ne pus réussir à arracher ce pédicule et je préférai laisser une canule à demeure plutôt que de fendre le larynx ; l'enfant rejeta plusieurs fois quelques végétations dans des efforts de toux.

Après des cautérisations faites à l'acide chromique, la respiration devint plus libre ; l'enfant pouvait respirer par les voies naturelles ; néanmoins une canule fut laissée à demeure.

CONCLUSIONS.

1° Chez les individus qui ont subi la trachéotomie, non seulement il peut se développer des *bourgeons charnus* qui retardent l'ablation de la canule ; mais même, après cicatrisation complète de la plaie extérieure, on voit quelquefois se former des végétations *polypiformes* saillantes à l'intérieur de la trachée.

2° Ces végétations, dont la structure est celle des bourgeons charnus, s'insèrent toujours sur la cicatrice trachéale ou à son pourtour ; elles sont donc secondaires.

3° Cette complication est plus à craindre chez ceux dont la cicatrice extérieure a présenté de la tendance au bourgeonnement.

4° L'étiologie de ces végétations est inconnue ; elles semblent plus fréquentes chez les enfants et chez les individus du sexe masculin.

5° Rarement le polype reste latent ; ordinairement il donne lieu à des accidents graves.

6° Ces accidents apparaissent ordinairement quinze jours ou un mois après la cicatrisation ; jamais après deux mois.

7° Ils consistent en un ronflement, un cornage d'abord nocturne ; bientôt la gêne de la respiration devient permanente.

8° La gravité de cette affection résulte des accès de suffocation : l'obstacle à la respiration peut être complet et la mort subite ; ou bien l'asphyxie est lente, progressive. Dans le premier cas, il est naturel d'attribuer les accidents à un spasme de la glotte. Lorsque l'asphyxie est progressive, peut-être doit-on faire intervenir un autre mécanisme, tel que l'obstruction de la glotte par le polype, un état œdémateux de la muqueuse, l'accumulation de mucosités.

9° On ne pourrait guère confondre les symptômes des polypes de la trachée qu'avec ceux d'un spasme de la glotte ou d'un rétrécissement cicatriciel.

10° Pour prévenir cette affection, on ne doit, après une opération de trachéotomie, enlever définitivement la canule qu'après s'être assuré, à plusieurs reprises, que la respiration est complètement libre et après avoir cautérisé plusieurs fois et profondément le trajet de la plaie (Bergeron. Millard).

11° Lorsque l'affection existe, on ne doit pas attendre l'apparition des accès de suffocation pour intervenir ; la trachéotomie est alors palliative et a d'abord pour but de prévenir la mort, possible dans un accès de suffocation.

12° L'opération étant décidée, on pratique l'incision sur la cicatrice même. Si l'incision est insuffisante, rien de plus facile que de l'agrandir, soit en haut, soit en bas, à l'aide du bistouri boutonné (Périer).

13° Si l'on voit le polype, il sera détruit par l'arrachement, combiné avec les cautérisations, sinon on cherchera à le découvrir et à déterminer son siège par l'emploi du laryngoscope, de l'inspection directe et de la canule à trois orifices.

14° Si l'on ne constate aucune végétation il ne faut pas désespérer de la guérison, ni même renoncer à l'idée d'un polype ; il peut se faire qu'il devienne apparent au bout de plusieurs mois (obs. IX), ou, s'il est sessile et comprimé par la canule, qu'il disparaisse spontanément (obs. VIII).

TABLE DES MATIÈRES

Paris, A. PARENT, imprimeur de la Faculté de Médecine, rue M^e-le-Prince, 31.

BIBLIOTHEQUE NATIONALE DE FRANCE
3 7531 02772316 3

www.ingramcontent.com/pod-product-compliance
Ingram Content Group UK Ltd.
Pitfield, Milton Keynes, MK11 3LW, UK
UKHW022303120726
13694UKWH00003B/1216